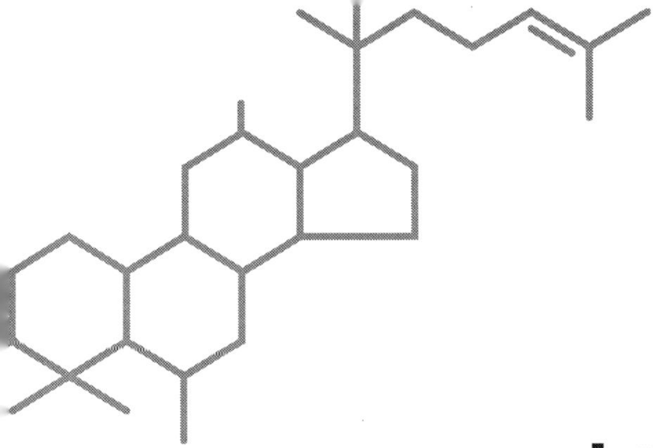

홍삼의 화학성분과 약식동원

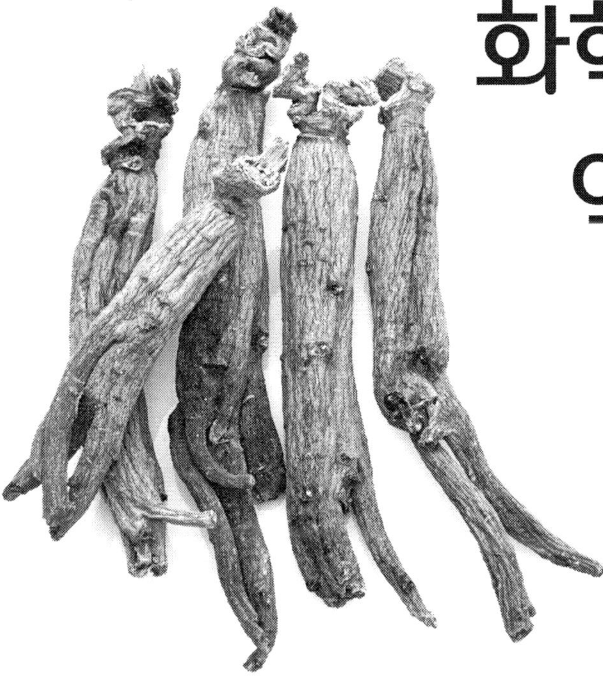

곽이성 지음

한림원 주식회사

머리말

홍삼의 화학성분은 효능과 밀접한 연관성이 있다. 고려홍삼은 한국의 특산품으로 아시아를 비롯하여 전세계인의 건강에 이바지하고 있는 대한민국의 대표적인 건강기능식품 중의 하나이다.

최근 과학기술이 발달함에 따라 홍삼의 신규 화학성분 및 다양한 효능이 속속 밝혀지고 있다. 이에따라 홍삼에 함유되어 있는 어떠한 성분이 어떠한 약리효능을 발현하는지에 대한 의문을 풀고자 지속적인 생리실험과 임상연구가 진행되고 있다. 그러나 고려홍삼의 화학성분에 관한 자료는 1993년과 1996년 한국인삼연초연구원에서 간행된 고려인삼 및 최신고려인삼 자료로 오래되어 최신의 연구결과를 반영하지 못하고 있다. 따라서 홍삼 화학성분에 대한 업그레이드한 연구결과를 반영한 서적을 출간하고자 하였다.

홍삼의 화학성분에 대한 연구로써 지금까지는 대표적인 유효성분은 사포닌으로 알려져 왔다. 그러나 최근에는 비사포닌 성분에서도 유효한 성분이 발견되고 있어 홍삼의 효능은 사포닌과 비사포닌 성분 모두가 관여하고 있는 것으로 이해되고 있다. 이러한 측면에서 홍삼의 섭취는 사포닌과 비사포닌을 모두 섭취하는 방향으로 나아가는 것이 적절하다. 또한 홍삼은 의약품과 달리 하나의 단일물질이 아닌 천연물이므로 단일물질을 복용하는 서양 의학적 접근방법으로는 한계성이 있을 수 있다. 따라서 동양적 상호 보완적인 복용방법인 '약식동원' 을 이해하고 응용하여야 한다.

저자는 본 홍삼의 화학성분·섭취법에 대한 정보가 인삼산업계 및 연구자들에게 유용한 정보를 제공하고, 아울러 대한민국의 우수한 특산품인 고려홍삼이 국민의 건강과 세계인의 건강에 도움을 주는 글로벌 건강식품으로 발전하기를 기대해 본다.

2022년 1월
곽이성

목 차

제 1 장

서 론

고려인삼은 수천년 전부터 우리나라를 비롯한 중국, 일본 등에서 신비의 명약으로 섭취되어 왔다. 특히, 홍삼은 우리선조들의 우수한 발명품으로써 전세계인에 자랑할만한 건강식품 중의 하나이다. 홍삼의 유효성분은 지금도 과학적으로 규명되고 있으며 지속적 효능연구를 통해 인류의 건강에 기여하고 있다.

제1장 서 론

고려인삼은 인류의 건강에 기여하여 왔다. 고려인삼은 약 4,500~5,000년 전부터 민간에서 약용으로 사용되었으며 삼국시대에는 영약, 선약, 불로초 등으로 불리며 강장약(强壯藥), 구급약(救急藥), 영약(靈藥)등 건강을 지켜주는 상약(上藥)으로 복용되어 왔나[Huang 1993]. 인삼은 한국을 비롯한 중국, 일본 등 동양권에서는 그 효능 및 희소성으로 인해 각국의 정치·경제에 큰 영향을 미치기도 하였다. 이 때문에 인삼을 수입하기 위하여 중국에서는 양질의 비단이, 일본에서는 은(銀)이 중요한 교역 대상물이 되었다[川島 1993]. 중국 도홍경(陶弘景)(BC 456-536)이 쓴 〈명의별록 名醫別錄〉 중에 삽입된 〈고려인삼찬 高麗人參讚〉이란 글을 보더라도 당시 고려인삼이 중국에서 얼마나 유명했는지를 잘 알 수 있다[한국인삼사 2002]. 이러한 고려인삼의 역사를 알기위해서는 고문헌을 이용한 서지학적 방법과 현존하는 인삼을 직접 조사하는 방법이 있다. 현존하는 가장 오래된 인삼은 일본(日本) 나라(奈良)에 있는 일본왕실 보물창고 '쇼소인(Shosoin, 正倉院)'에 수장된 인삼(Panax ginseng, 신라인삼 추정)이며 이는 1,000년 이상의 세월을 지닌 것으로 알려져 있다. 한국에는 천성산 관음사 목조보살좌상 안의 복장유물로 발견된 인삼(Panax ginseng)이 가장 오래된 것으로 추정된다. 이 인삼은 과학적으로 방사성 탄소연

대를 측정한 결과 1,060±80년 지난 것으로 판정되었으며 국내에서는 현존하는 가장 오래된 인삼이다(현재 부산 관음사 소장)[디지털타임즈 2010]. 일본과 한국에 보관된 인삼 중 현존하는 가장 오래된 인삼이 어떤 것인지는 알 수 없으나 국내에서 발견된 인삼이 1,000년의 세월을 견뎌온 것은 한지(Korean paper, 韓紙)로 포장한 후 밀봉한 것이 오랜시간 보관할 수 있었던 비밀으로 생각된다. 지금도 인삼을 포장할 때 한지로 싸서 습기에 노출되지 않도록 한후 병충해에 강한 나무상자(赤松)에 넣어 보관하는 것이 관습이다. 천성산 관음사에서 발견된 인삼은 홍삼으로 추정되며 홍삼은 수분함량이 15% 이하이므로 오래 보관할수록 더욱 수분이 감소되어 미생물의 번식을 방어할 수 있었던 것으로 생각된다. 이와같이 국내에서도 1,000년 이상된 인삼(홍삼 추정)의 발견으로 문헌상으로는 중국 서긍(徐兢)의 〈고려도경 高麗圖經〉에서 홍삼은 1123년 최초 제조되었다고 한 기록을 증명할 수 있게 되었다. 즉, 1,000년 전에도 지금과 같은 홍삼제조법이 있었다는 사실이 실물로서 증명된 것이다. 국내에 현존하는 두번째로 오래된 인삼은 1910년대에 전매청(한국인삼공사의 전신)에서 홍삼으로 만들어 일본에 수출되었던 제품으로 한국인삼공사(현재 부여 고려인삼창 인삼박물관)에서 보관중인 홍삼이다.

최근의 뉴스에 의하면 한국인들은 1년에 17회 병원을 방문하며 건강에 대한 관심이 높은 것으로 나타났다. 이것은 한국인들의 의료비가 타국에 비해 상대적으로 적다는 것을 감안하더라도 건강에 대한 관심은 매우 높다는 것을 알 수 있다. 보건복지부(2015년 12월 발표자료)에 따르면 한국인의 평균기대수명은 1998년 74.8세, 건강수명은 59.3세였고, 2005년에는 기대수명은 78.6세, 건강수명은 62.2세로 나타났다. 2012년에는 기대수명은 81.4세 건강수명은 69.0세로 점차 증가하는 경향이다[매일경제 2019]. 이렇게 기대수명과 건강수명은 계속 늘어나고 있지만 기대수명과 건강수명의 차이는 약 15년으로 여전히 일정한 간격을 유지하고 있다. 현대의학은 노화를 완전히 막을 수는 없다. 따라서 무엇보다 건강에 대한 관심 못지않게 적절한 운동과 자신에게 적합한 영양섭취 등을 모색하는 것도 중요하다. 또한 최근에는 코로나19 바이러스(COVID-19)의 발병으로 인해 전세계적으로 인류는 절체 절명의 어려움을 겪고 있다. 그러나 사실 이러한 측면에서 신종 바이러스에 대한 질방예방의 치료약을 발견하는데 상당한 시일이 걸리므로 질병의 치료에서 예방으로 패러다임의 변화를 보이고 있는 것도 사실이다. 이러한 수단으로서 예전부터 극동아시에서에서 약용으로 복용하여 왔던 고려인삼에 관심이 더욱 커지게 되었다.

한편 고려인삼은 4계절 동안 자연의 기운을 받아 느리게 생장하며 다양한 환경에서 생존을 위해 여러가지 생리활성물질(파이토케미컬, phyto-chemical)[1]을 체내에 축적한 천연 건강식품이다. 생리활성물질은 인체의 항상성 조절 및 질병예방에 도움을 준다. 이러한 효능으로 인삼은 국민의 건강을 유지하는데 큰 역할을 하고 있으며, 특히 홍삼은 우리나라 뿐만아니라 세계적으로도 널리 애용되고 있다. 홍삼은 전 세계적인 분류에 따라 의약품, 건강식품, 일반식품 등 국가별로 다양하게 섭취되고 있다. 홍삼(6년근)은 국내에서 농산물(뿌리삼), 일반식품, 건강식품, 의약품 등으로 폭넓게 개발되어 활용되고 있다.

[1] 파이토케미컬(phytochemical): 식물속에 들어있는 화학물질로서 경쟁식물의 성장을 방해하거나 각종해충, 미생물 등으로부터 자신을 보호하는 역할을 하는 물질

또한 일본에서는 의약품 및 식품으로, 중국에서는 중약(chinese medicine), 보건식품(保健食品)[2](6년근) 및 일반식품(5년근 이하)으로, 홍콩에서는 일반식품과 중성약(pCm; proprietary chinese medicine)으로, 대만에서는 일반식품과 건강식품으로, 러시아에서는 일반식품과 건강식품(BAS; bilological active substance)으로, 미국에서는 식이보충제품(dietary supplement)으로, 유럽에서는 의약품(medicine), 일반식품 등으로 다양한 유형 및 제형으로 개발되어 판매되고 있다. 따라서 추후 고려인삼의 기능성과 약효를 계승하고 발전시키기 위해서는 신규 화학성분의 규명과 함께 지속적 효능연구를 통해 국민의 건강증진과 인삼종주국으로서 우수성을 제고하여야 할 것이다.

[2] 보건식품(保健食品): 중국의 건강기능식품

제2장

고려인삼 특성

1. 고려인삼 유래
2. 고려인삼 재배
3. 인삼 형태적 특성
4. 세계인삼의 분포
5. 국가별 인산재배
6. 고러인심 칠효실
7. 고려홍삼 기능성
8. 고려홍삼 모노그라프

고려인삼(Panax ginseng C.A. Meyer)은 1843년 러시아 과학자 C.A. Meyer에 의해 최초로 명명되었다. 현재 Panax 속에 속하는 전세계 인삼은 14종이며 그중 고려인삼인 Panax ginseng은 한반도에 자생하는 한국의 특산품이다. 고려인삼은 여러 가지 기능성을 가지고 있은데, 인삼은 대한민국 식약처로부터 면역증진, 피로개선, 뼈건강 개선, 간기능 개선 등 4가지 기능성을 인정받았고 홍삼은 면역증진, 피로개선, 혈소판응집 억제를 통한 혈액흐름 개선, 기억력개선, 항산화 도움, 여성갱년기 도움 등 6가지 기능성을 인정받고 있다.

제2장 고려인삼 특성

1. 고려인삼 유래

우리 선조들은 의식주를 자연에서 얻었으며 살아가는 과정에서 약용식물을 섭취하며 질병과 싸워왔다. 실제의 경험을 바탕으로 초근목피(草根木皮) 중에서 식용할 수 있는 것과 생명을 앗아갈 수 있는 유독식물, 그리고 질병을 치료하는 약용식물 등으로 구분하여 응용하여 왔다. 물론 인류의 초창기에는 독초를 잘못 이용하여 많은 인명이 손상되었을 것이며 그로 인하여 생약으로 쓰이는 약초는 경험을 통해 지식을 습득하여 왔을 것이다. 우리나라에서 약초를 최초로 이용한 연대는 확실치 않으나 중국에서 가장 오래된 〈신농본초경 神農本草經〉에도 인삼이 약초로 기록되어 있는 것으로 볼 때 우리나라의 민간약초의 발달도 상당히 오랜 역사를 가지고 있는 것으로 볼 수 있다[임태치 · 정태현 1936; 육창수 · 김성만 1981]. 이러한 의미에서 고려인삼은 한반도에 자생하였던 여러 산야초와 함께 유구한 역사를 가지고 있다. 그러나 우리는 중국에 비해 문자의 기록이 늦었으므로 당시의 기록이 아니고 후세에 기록된 문헌을 참고하는 정도이다. 따라서 고려인삼의 역사를 살펴보기 위해서는 우리나라의 기록보다는 중국의 고문헌을 먼저 검색해 볼 필요가 있다.

생약재에는 많은 종류가 있지만 이중에 삼(蔘)이라는 글자가 들어간 약재는 당삼(黨蔘), 사삼(沙蔘), 현삼(玄蔘), 단삼(丹蔘), 만삼(蔓蔘), 인삼(人蔘) 등 일부이다. 이들 생약은 모두 뿌리를 약용으로 이용한다는 공통점이 있다. 당삼(黨蔘)은 초롱꽃과(Campanulaceae)의 더덕속(Codonopsis) 식물인 Codonopsis pilosula Nannfeldt의 뿌리를 당삼이라고 부른다. 약리작용은 강장작용, 항피로 및 면역기능 항진작용을 발휘한다. 사삼(沙蔘)은 초롱꽃과(Campanulaceae)의 더덕속(Codonopsis)에 속하는 Adenophora triphylla var japonica Hara의 뿌리를 사삼[3]이라고 부른다. 사삼은 당삼과 마찬가지로 초롱과의 더덕속에 속하며 두 약재 모두 일종의 강장제 효능을 발휘한다. 뿌리의 형태로 보면 인삼과 유사하다. 현삼(玄蔘) Scrophularia buergeriana Miquel(Scrophulariacea)은 현삼과 현삼속에 속하는 식물 종으로 뿌리를 현삼이라고 한다. 단삼(丹蔘) Salvia millitorhiza Bunge(Labiatae)은 꿀풀과에 속하며 배암차즈기속의 식물이며 뿌리를 단삼이라고 한다. 인삼(人蔘) Panax ginseng C.A.Meyer은 두릅나무과(Araliaceae) Panax속에 속하는 다년생 초본으로 반음지성 식물이다. 인삼의 성상에 대해서 도홍경의 〈명의별록 名醫別錄〉에는 "인삼의 뿌리는 길고 황색이며 방풍(防風)의 뿌리와 비슷하고, 맛은 달고 잎은 삼출(三出; 셋 잎) 또는 오출(五出; 다섯 잎)이다"라고 기술하고 있다. 고려인삼은 옛부터 신비의 영약으로 알려져 왔으며 특히, 한국, 중국, 일본에서는 인삼이 모든 약초 중에서 제일의 영약(靈藥)으로 인지되어 왔다. 동양에서는 전통적으로 원기회복, 체력증강, 면역증강, 노화방지 및 강장제(强壯劑)로써 인삼을 처방하였다. 러시아 브레크만(Brekhman)은 인삼의 효능은 생체

[3] 사삼: 더덕, 학명은 Codonopsis lanceolata(Diebold & Zucc.)로 양유(羊乳)라고도 하며 한국(식약처 KFDA)에는 약재로 수재되어 있지는 않다.

가 각종 질병, 스트레스를 받았을 때 생체의 저항력 및 방어능력을 비특이적으로 강화시킴으로써 이를 회복시키는 작용이라고 하였다[Brekhman 1969]. 이러한 생체의 비특이적 저항성을 증가시키는 물질은 적응소(adaptogen)라 하며 이러한 효과를 아답토젠 활성(adaptatogenic activity)이라고 부른다. 적응소는 무독성(non-toxic), 비특이성(non-specific), 정상화(normalizer)의 3가지 조건을 가지며 생체항상성(homeostasis)을 유지시켜서 질병치유 뿐만 아니라 질병을 예방할 수 있다[고려인삼 1993]. 최근에 이와 유사한 용어로 '활성보호자(actoprotector)'라는 용어가 등장하여 고려인삼은 러시아의 오가피와 같이 인체의 저항력을 증가시킨다고 설명하기도 한다[Seikwan Oh and Sergiy Olinyk 2015]. 인삼의 효능은 생체기능 중 비정상적인 높은 것은 낮추고 낮은 것은 높여주는 '정역양방(正逆兩方)'작용이다. 아울러 인삼은 순간적인 효과보다는 지속적인 효과를 나타내며 건강한 경우보다는 비정상적인 상태에 있을 때 더욱 강한 약효를 나타낸다. 이러한 인삼의 아답토젠(adaptogen) 효능을 한마디로 요약하면 생체조건을 정상화시키는 항상성(恒常性, homeostasis) 작용이다[고려인삼 1993]. 최근 급속한 현대화로 인해 스트레스 증가 및 환경오염물질의 섭취빈도가 높아지는 상황에서 인체의 자기방어 및 예방은 반드시 필요하다. 인삼은 효과가 완만하여 장기간 투여하여도 약물의존성이나 내성(耐性)이 없다는 특징이 있으므로 천연 건강식품인 인삼의 섭취는 예방적인 측면에서 매우 적절하다.

한편 고려인삼이 식용(edible plant)에서 약용식물(medicinal plant)로 진화하는 과정을 알려주는 서지학적 고찰(bibliographic study)은 대부분 중국의 고문헌를 인용할 수 밖에 없다. 고려인삼은 최초 중국 전한(前漢) 시대 BC 33~48년 '사유(史游)'에 의해 쓰여진 〈급취장 急就章〉에서 여러가지 약재를 열거하는 중에 '삼(參)'이란 이름이 처음으로 나온다[옥순종 2017; 고려인삼 1993]. 이후 전한 말기 〈예기 禮記〉의 해설서인 〈예위두위의 禮緯斗威儀〉 및 〈춘추(春秋)〉의 해설서인 〈춘추위운두추 春秋緯運斗樞〉 등에 인삼(人參)이라는 표현이 속속 등장한다. 인삼을 의약품으로 사용한 최초의 문헌은 중국 후한(後漢) 현제시대(BC 196-200년)의 장중경(張仲景)이 저술한 〈상한론 傷寒論〉이고, 제(濟)나라 무제때 간행된 〈신농본초경 神農本草經〉(483~496년, 작자 미상, 도홍경(陶弘景)이 600년경 재간행)에는 인삼의 품질과 산지(山地)를 비롯하여 그 약효와 응용, 야생인삼의 자생지 등이 기록되어 있는데 이것은 이미 그 시대에 인삼이 널리 사용되어 왔음을 알려주는 증거라고 말 할 수 있다. 여기서 인삼의 한자가 '蔘'에서 초두머리를 제외한 '參'으로 표기되고 있는데 조선시대 이전에는 우리나라 및 중국에서 '人參'이라고 많이 표기하였다. '參'은 하늘에 떠있는 별자리 28수 중 서쪽하늘을 관장하는 삼성(參星)을 지칭하고 삼성은 오리온 별자리를 가리키며 이것은 집에서는 효자를 뜻하고 국가에서는 충신을 뜻한다. 즉, 인삼은 사람형체를 닮은 최고의 영물이라는 의미를 지닌다[옥순종 2017]. 그러나 조선시대부터 '人蔘'이 등장하며, 1945년 이전까지만 해도 '人蔘'과 '人參'의 용어는 국내시장이나 해외시장에서 구분되어 사용되어 왔다. 즉, '人蔘'은 고려인삼에 대한 고유표기였고 기타 국가에서 생산되는 인삼은 '人參'으로 표기되었다. 이후 국제간 무역이 급격히 활성화되고 해외에서 고려인삼의 성과가 높아지자 '人參'은 점차 '人蔘'으로 바뀌기 시작하여 오늘날에 이르게 된다.

우리나라의 역사서에서는 1145년 고려시대 김부식이 지은 〈삼국사기 三國史記〉에서 고구려, 백제, 신라가 의약적 치료용으로 중국에 인삼을 최초 수출하기 시작하였다고 기록하고 있는데 이러한 사실을 보더라도 당시에 고려인삼이 귀중한 약재로 취급되어 왔음을 알 수 있다[곽이성 2019]. 고려인삼은 영어로는 '진생 ginseng'으로 불리워지고 있다. 고려인삼의 어원을 살펴보면 일본에서는 고라이닌징(こうらいにんじん)으로 불리는데 '고라이 こうらい'는 고려(高麗)를 의미하고 '닌징 にんじん'은 당근을 의미한다. 중국에서는 인삼을 '런센 renschen'이라고 부른다. 우리나라에서는 '심'이라고 부르기도 하였는데, 심이 처음 등장한 문헌은 조선 성종 20년(1489년)때 편찬된 〈구급간이방언해 求急簡易方諺解〉로 이 문헌에서는 '인삼 人蔘'이라고 기재하고 한문을 한글로 번역할 때는 '심'으로 번역해 기록했다. 인삼의 삼은 우리나라 고유 언어인 '심'에 그 뿌리를 두고 있으며 인삼도 사람의 형태를 닮은 삼이라는 의미에서 인삼으로 유래되었을 것으로 생각된다. '심'의 명칭이 어떻게 유래되었는지는 자세히 알 수 없지만 '심'이 중국으로 건너가 현재의 한자인 '蔘'으로 변천했을 것으로 학자들은 추정하고 있다[옥순종 2009].

2. 재배 역사

고려인삼은 두릅나무과(Araliceae)의 다년생 초본으로 약용식물 및 건강식품으로 널리 사용되고 있다. 생육특성을 살펴보면 인삼은 반음지성 식물로 높이가 60cm 정도이며 뿌리는 땅속줄기, 주근(主根), 지근(枝根) 등으로 구성되어 있으며 분기성(分岐性)이 강한 식물이다.

가을에 파종한 인삼종자(人蔘種字)는 이듬해 3월 중순에 발근하여 4월 상순에는 땅속에서 싹이 터서 4월 중순이 지나야 비로소 지상에 출현한다. 지근은 5월 상, 하순에 발생하고 5~6월은 주근의 신장시기이며 7~8월은 뿌리가 비대하는 생육 왕성기이다. 6년생이 되면 그 형태가 충실해져서 보통 1본(뿌리)당 80g 정도로 비대해지고 300g 이상에 이르는 것도 있다. 7년생이 되면 근부(根部)의 균형이 흐트러지고 표피는 코르크화(suberization)하여 목질화(木質化)되며 부패하기 쉽기 때문에 보통은 6년생으로 수확한다[고려인삼 1993].

인삼의 형태에 대한 기록은 조선시대 광해군 5년(1613년) 허준(許浚)이 지은 〈동의보감 東醫寶鑑〉에 잘 나타나 있다. 인삼은 "세줄기에 다섯잎이 양(陽)을 향하고 음(陰)을 등지니 이것을 구하려면 오동나무 밑을 찾아라. 형태는 사람형태와 같고 신(申)이 있다"라고 기술되어 있다[곽이성 2019]. 중국 명나라때 이시진이 1596년 저술한 〈본초강목 本草綱目〉을 살펴보면 인삼을 소개하면서 "자숙(子熟)[4]할 때 수취(收取)[5]하고 10월에 하종(下種)[6]한다"라는 기록이 나온다. 우리나라 인삼의 재배기술이 일반화되어 중국에 전파되기까지 약 100~200년 이상 걸릴 것으로 예상되는 바 중국기록에 견주어보면 우리나라에서는 1400년 전후 고려말에 이미 인공재배가 이루어졌을 것으로 추정된다. 우리기록으로는 1687년(숙종 13년) 〈승정원일기 承政院日記〉에서 묘삼(苗蔘)의 기록이 처음으로 나온다. 묘삼은 인삼의 종자를 싹을 틔어서 어린 인삼을 만든 후 이를 다시 이식하는

[4] 자숙(子熟): 익어서 성숙된 상태
[5] 수취(收取): 거두어 들임
[6] 하종(下種): 씨를 뿌림

방법으로써 재배법의 핵심기술이다. 당시 기록에 묘삼이 등장하였다는 것은 인삼의 인공재배법(人工栽培法)이 이 시대에 확립되었다는 것을 의미하며, 1700년 초반에 가삼(家蔘)[7] 수준으로 확대된 것으로 보인다. 인삼의 재배역사는 일본인 사카우에 노보루가 1764년(영조 40년) 저술한 〈조선인삼경작기 朝鮮人蔘耕作機〉에도 나타난다. 여기에는 종자, 토양, 해충, 재배법 등이 자세히 기술되어 있고 조선인삼을 일본에서 재배하려고 시도하였다는 내용도 나온다[장일무 2018]. 1800년(정조 24년)에 서영보(徐榮輔)가 저술한 〈죽석관유집 竹石館遺集〉에 보면 예정지, 본포관리법, 종자관리법 등이 기술되어 있어 조선말기에 인삼재배법은 이미 널리 보급되었다는 사실을 알 수 있다. 또한 1827년(순조 27년) 서유구(徐有榘)의 〈임원경제십육지 林園經濟十六志〉에도 인삼재배법이 수록된 것으로 보아 1800년 초반에 고려인삼의 재배법은 완전히 확립된 것으로 생각된다(**그림** 1).

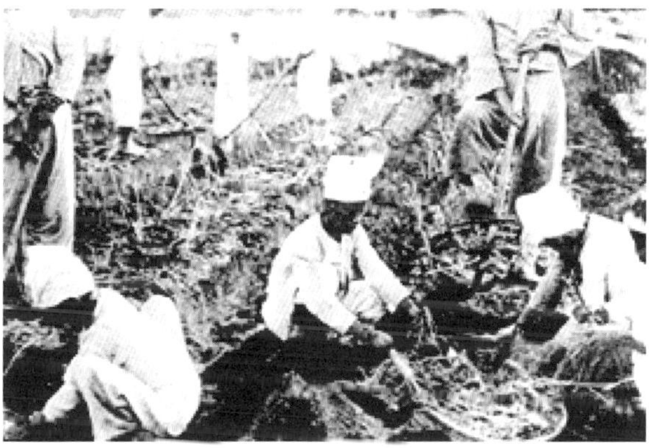

[그림 1] 1890년대 인삼을 캐던 모습

*출처: http://www.samsamstory.com/

[7] 가삼(家蔘): 야생산삼에 대응되는 말로 재배된 인삼

고려인삼 시원지

한반도에서 고려인삼의 재배가 언제부터 시작되었는지 정확한 기록을 찾기는 어렵다. 다만, 시대별로는 려말선초설 혹은 조선중기설 등으로 추정할 수 있고, 지역별로는 금산, 풍기, 화순이 인삼시원지(人蔘始原地)[8]라는 설이 있다[한국인삼사 2002]. 고려말 원나라의 조공요구가 심해지면서 산삼으로는 그 수량을 감당할 수 없는 지경에 이르게 되자 인삼의 재배가 시작되었다(려말선초설)[장일무 2018]. 또한 조선시대에도 우리나라에서는 인삼이외 뚜렷한 무역품이 없었으므로 산삼이 중국과의 교역에 주요한 무역품으로 사용되게 된다. 이후 조선 중기 이후에는 산삼이 급격히 감소하여 영조시대에는 거의 멸종 상태에 이르게 된다. 따라서 민간에서 야생삼의 씨앗을 받아 산속에서 키우는 산양삼 재배가 시도되었다(조선중기설)[장일무 2018]. 아무튼 인삼의 재배는 시대적으로 고려말이든 조선중기이든 야생삼의 빈 자리를 채우기 위하여 시도되었다. 인삼재배를 최초로 시도한 지역은 금산, 풍기, 화순 등 여러 지역이 등장한다. 금산의 경우는 조선시대 역사서에 금산과 인삼을 결부시킨 기록은 찾아볼 수 없다. 다만 〈임원십육지 林園十六志〉, 〈세종실록지리지 世宗實錄地理志〉, 〈동국여지승람 東國輿地勝覽〉 등에는 충청도 금산인근 진산(현재의 금산군 진부면)을 인삼 산지로 기록하고 있다[한국인삼사 2002]. 따라서 진산 인근인 금산이 인삼재배 시원지가 된 것으로 추정된다. 풍기지역은 1542년 경상도 풍기군수로 부임한 주세붕이 인삼으로 인해 도탄에 빠진 농민을 구제하기 위한 방법으로 인삼 재배법을 개발해 풍기지역 농민에게 전수해 주었다는 이야기가 전해지고

[8] 인삼시원지(人蔘始原地): 인삼 재배가 시작된 지점

있으나 이에 대한 정확한 기록은 없다. 화순은 개성출신 학사 김택영이 1916년 지은 문집인 〈소호당집 韶濩堂集〉와 〈증보문헌비고 增補文獻備考〉, 〈중경지 中京志〉 등에 다음과 같은 내용이 수록되어 있다. 숙종(1674년~1720년)때 지은 〈소호당집〉에는 "전라도 화순군 동복현의 한 여인이 산삼씨를 받아 인공재배에 성공해 그것을 최모가 전수해 재배하였는데 최모는 개성인이라고 전해진다"라고 기록하고 있다. 또한 〈소호당집〉에는 재배법에 대해서도 기록되어 있는데 "먼저 인삼종자의 씨앗을 모래밭에 심어 키운 후 낙엽가루 및 산흙과 강모래를 섞어 약토를 만들고 1년이 경과한 후 물을 대서 밭을 비옥하게 한 땅에 다시 심는다"라고 기술하고 있다[옥순종 2009].

고려인삼 신선도 유래

1916년 김택영이 지은 〈소호당집〉에 수록된 민간설화 내용. 전남 화순군 동복면 유천리에 살던 최모씨가 중병에 걸려 여러 가지 약을 복용하였으나 백약이 무효여서 죽을 때만 기다리고 있을 때 금슬이 좋은 아내가 매일 모후산 바위 밑에서 남편의 병이 완치되는 기도를 하던 중 꿈속에서 산신령이 나타나서 빨간 열매가 달리고 뿌리는 사람의 모양과 흡사한 약초를 주시며 모후산 동북쪽 신기슭에 가면 이와같은 영약이 있으니 이것으로 병을 치료토록 하라는 이야기를 듣게 된다. 그 여인은 꿈속에서 본 약초를 기억하고 모후산 동북향 산기슭을 헤매던 중 꿈속에서 본 약초를 발견하여 뿌리와 종자를 캐서 잘 간직한 후 집으로 돌아와서 뿌리를 정성껏 달여 남편에게 복용토록 한 바 신기하게도 병이 완치되었다. 이후 종자를 파종하여 재배를 하였고 이를 키워 부자가 되었다는 설화이다. 이것이 우리나라에서 인삼을 재배하게 된 시초라고 전해지고 있으며 현재 우리가 알고 있는 신선도(여인이 산신령으로부터 인삼을 받는 그림)의 유래로 여겨진다[한국인삼사 2002]. 그러나 위의 기록은 개인문집에 삽입된 내용으로 역사서는 아니므로 개관적 사실로 받아들이기는 무리가 있으나 재배시대 및 지역은 어느 정도 추정할 수 있을 것이다.

3. 형태적 특성

고려인삼은 특이한 형태를 가지고 있다. 뿌리는 사람의 형태를 가지고 있으며 인삼잎도 1년근에서는 3장이지만, 2년근 이후부터는 사람 손바닥처럼 5장의 잎을 가지므로 장엽(掌葉)이라고 부른다. 열매는 일반적으로 3년근 이후부터 열리기 시작한다. 뿌리와 잎을 연결하는 줄기는 경(莖)이라고 부르며 인삼줄기와 잎을 연결하는 부분을 엽병(葉柄; 잎자루)이라고 부른다. 또한 줄기에서 인삼꽃과 열매를 연결하는 부위는 화경(花梗)이라고 부른다(**그림** 2). 년근별로 엽병(葉柄)의 갯수가 다른데 1년근은 1개, 2년근은 2개, 3년근은 3개, 4년근은 4개, 5년근은 5개, 6년근은 6개로 년근이 증가할수록 증가한다. 그러나 6년근 이후부터는 6개로 더 이상 증가하지 않는다. 이와같이 년근별 엽병의 숫자는 년근과 일치하지만(**그림** 3), 이는 일반적인 사항으로 숫자가 맞지 않는 예외는 존재한다.

4. 인삼의 분포

고려인삼(Panax ginseng C.A.Meyer)은 1843년 린네의 명명법에 의해 지어진 이름이며, Panax는 그리스 어원으로 모든 것을 뜻하는 Pan(汎)과 의약을 뜻하는 Axos(醫藥)가 결합한 단어로 모든 것을 치료한다는 의미이다. 고려인삼은 그 성장특성상 일부 제한된 지역에서만 재배되어 생산되고 있다. 특정한 기후와 토양조건이 필요하기에 한국, 중국, 일본, 베트남, 미국, 캐나다 등 일부 국가를 중심으로 재배되고 있다. 한편 현재까지 밝혀진 전세계 파낙스속(Panax) 인삼의

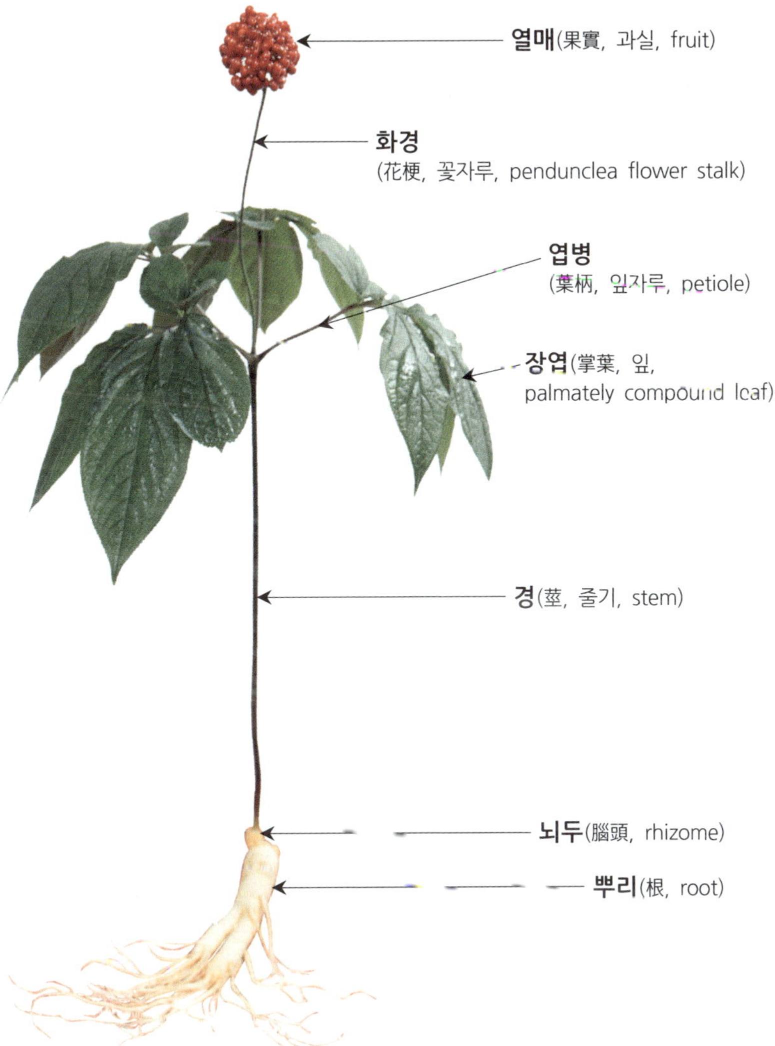

[그림 2] 고려인삼의 형태

*출처: 고려인삼학회 제공

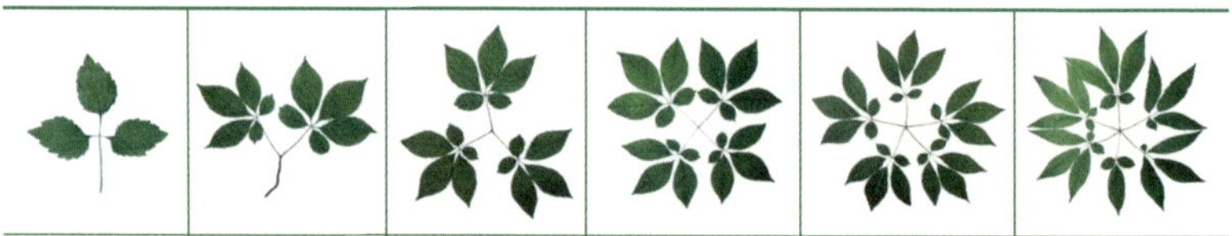

1년근 (1개)	2년근 (2개)	3년근 (3개)	4년근 (4개)	5년근 (5개)	6년근 (6개)

[그림 3] 년근별 인삼생육과 엽병(葉柄)수의 변화

*출처: 고려인삼학회 및 KGC인삼공사 제공

*엽병: 인삼줄기와 잎을 연결하는 부분(잎자루)

종류는 총 14종이다(**표 1**)[Shin BK 2015]. 전세계 각지에 자생하는 인삼의 분포를 살펴보면 고려인삼(高麗蔘 Panax ginseng)은 한반도에 자생하며, 화기삼(花旗蔘 American ginseng, Panax quinquefolius)[9]은 미국 및 캐나다 지역, 전칠삼(田七蔘, 異名 三七蔘 Panax notoginseng)[10]은 중국, 죽절삼(竹節蔘 Panax japonicus)은 일본, 베트남삼(越南蔘 Panax vetnamensis)은 베트남 지역에 각기 자생한다(**그림 4**). 고려인삼의 자생지는 북위 33~45도, 동경 123~131도 이고 화기삼의 자생지는 북위 33~48도, 동경 70~100도 이다[USDA, Natural Resources Conservation Service; 장일무 2018]. 고려삼과 화기삼의 재배분포 지역은 대체로 북위 30~50도 부근의 지역으로 한정된다(**그림 5**). 가시오가피를 시베리안 진셍(Siberian ginseng)으로 부르는 사람도 있으나 이들은 인삼과(科 family), 속(屬 genus), 종(種 species)이 전혀 다르며 Eleutherococcus senticosus Maxim이라는 목본식물이다.

[9] 화기삼: 서양삼, 미국삼으로도 불리며 명칭의 유래는 1784년 시작된 미국과 청나라와의 교역에서 중국 사람들이 미국 국기를 성화기(星花旗), 미국을 화기국(花旗國)이라고 기록한 것에서 유래. 이때부터 미국삼을 미국의 삼이라는 의미로 화기삼으로 명명

[10] 삼칠삼: 전칠삼으로도 불리며 중국 운남성, 호북성 지역과 희말리야 산맥 일대, 인도 일부, 태국 일부에 자생

[표 1] 전세계 인삼종류

No	Scientific name(학명)	일반명칭	이명
1	Panax bipinnatifidus Seem		
2	Panax bipinnatifidus var. angustifolius		
3	Panax ginseng C.A.Meyer	인삼 (高麗人蔘)	ginseng, Korean ginseng
4	Panax ginseng bipinnatifidus var. bipiinnatifidus		
5	Panax japonicus (T.Needs) C.A.Meyer	죽절삼 (竹節蔘)	
6	Panax notoginseng(Burkill) F.N.Chen	전칠삼(田七蔘) 삼칠삼(三七蔘)	notoginseng sanchi
7	Panax pseudoginseng Wall.	히말리야삼	Himalayan ginseng
8	Panax quinquefolius L.	화기삼 (花旗蔘)	American ginseng
9	Panax sokpyensis Shiva K. Sharma & Pandit		
10	Panax stipuleanatus H.T. Tsai & K.M.Feng		
11	Panax trifolius L.		
12	Panax vietnamensis Ha & Grushv.	베트남삼 (越南蔘)	Vietnamese ginseng
13	Panax wanglanus S.C.Sun		
14	Panax zingiberensis C.Y.Wu & Feng		

*출처: Shin BK 2015

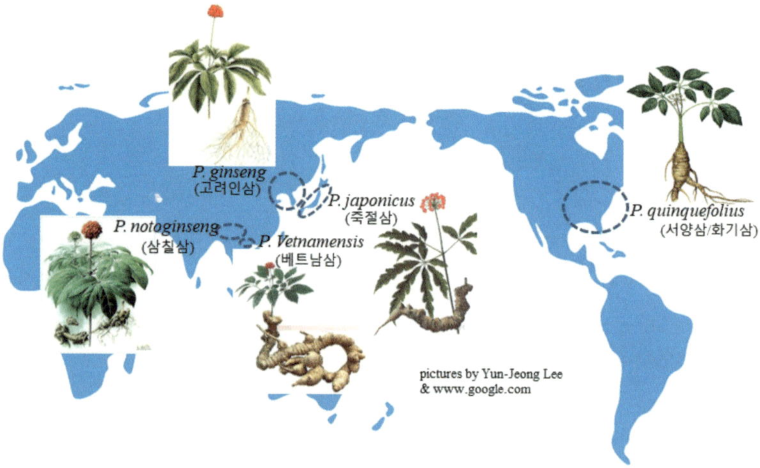

[그림 4] 전세계 인삼의 분포

*출처: 인삼문화 2019, KGC인삼공사 제공(Kyoung-Hwa Jang, Yun-jeong Lee)

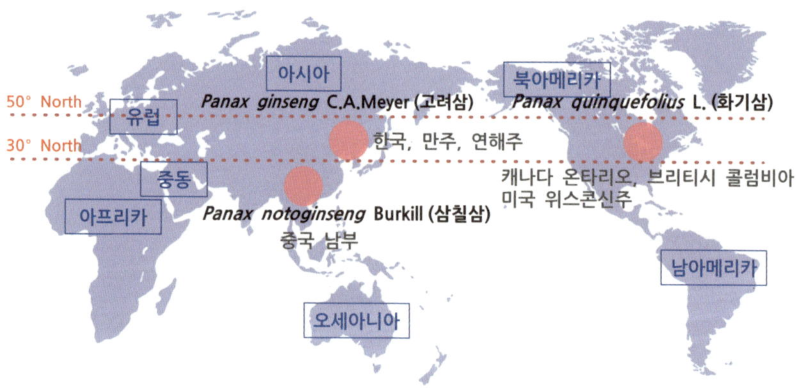

[그림 5] 전세계 인삼의 재배지역

*출처: 고려인삼 1993, 고려인삼학회 제공

5. 국가별 인삼재배

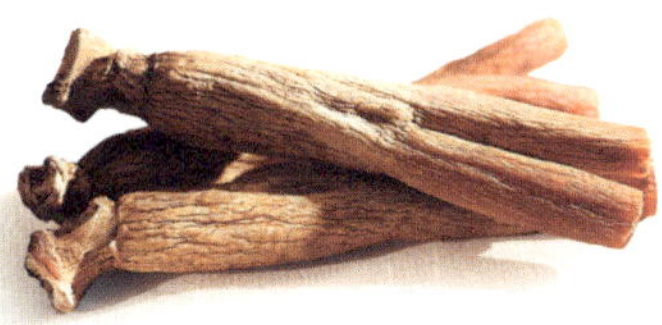

고려홍삼
(高麗紅蔘 Panax ginseng)

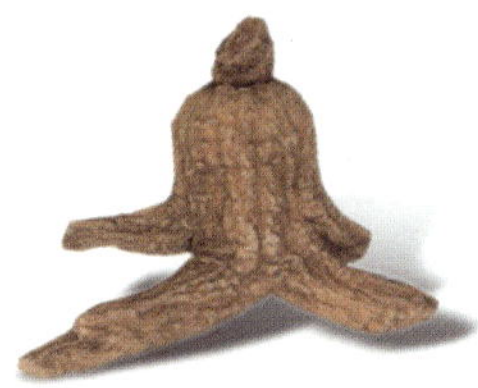

화기삼
(花旗蔘 Panax quinquefolius)

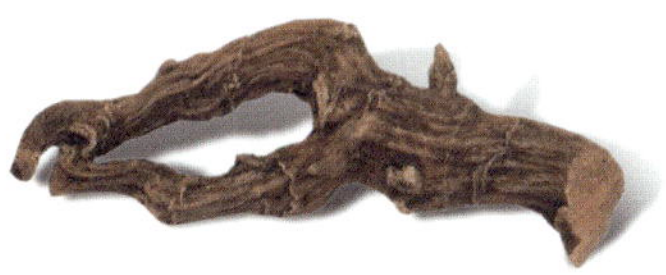

죽절삼
(竹節蔘 Panax japonicus)

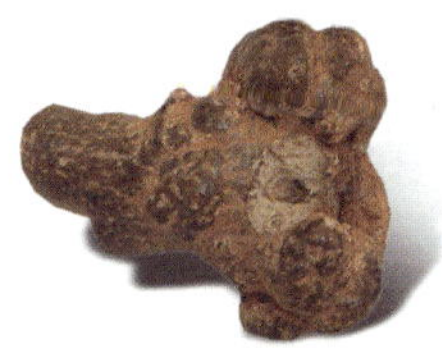

전칠삼
(田七蔘 Panax notoginseng)

[그림 6] 전세계 인삼의 재배지역

*출처: 고려인삼학회 및 KGC인삼공사 사진제공

(1) 일본

일본의 자생인삼은 죽절삼(竹節蔘 Panax japonicus (T.Needs) C.A.Meyer) 이다(그림 6). 일본은 고래부터 고려인삼이 자생한 기록은 없다. 일본에서 고려인삼의 재배가 시작된 시기는 1607년 이라는 설이 있으나 정확한 기록은 아니다. 1720년경 일본에서 고려인삼의 수요가 증가하면서 조선으로부터 인삼을 수입하면서 대가로 제공하는 은이 과다 유출되었기 때문에 이를 방지하기 위하여 재배를 시도하였지만 실패하게 된다. 이후 1728년에 고려인삼 종자(60립)와 야생인삼 8본(뿌리)을 가져가서 수야화천수(水野和泉守, 일본의 옛지명)에서 재배를 시도하여 성공하였지만 그다지 성행하지는 못하였다. 1945년 이전까지 한국에서 생산된 고려인삼을 주로 수입하였으며 현재도 일본내 고려인삼의 재배면적은 많지 않다. 일본의 고려인삼 주요 재배지역은 나가노현(長野縣), 시마네현(島根縣), 후쿠시마현(福島顯) 등이다[이종화 1987]. 일본에서는 주로 4년생으로 홍삼을 제조하는데 2년생 묘삼을 이식하여 4년생에 수확하는 방법이 사용된다. 2년생을 이식하면 수확년한(收穫年限)을 1년 단축할 수 있고 재배에 실패하는 일이 적어 안전성이 있다. 또한 2년생의 좋은 묘삼을 이식하면 상당히 좋은 인삼을 수확할 수도 있다. 그러나 2년생 묘삼은 비교적 값이 비쌀 뿐만아니라 이식했을 때 대체로 체형이 좋지 못하다는 단점이 있다. 우리와 다른 일본의 2+4제(묘삼 2년과 본포 4년) 재배방식은 일본의 기후 및 자연환경에 맞도록 적응한 결과로 생각된다.

(2) 중국

중국의 자생인삼은 전칠삼(田七蔘 Panax notoginseng (Burkill) F.N. Chen이다(**그림 6**). 발견된 연대는 분명하지 않으나 윈난성(雲南省)이나 광시성(广西省) 등에서 중국 고유인삼인 전칠삼이 생산된다[최신 고려인삼 1996]. 전칠삼을 포함한 중국의 인삼 분포지는 북위 25~47도이다[Proctor JTA and Bailey 1987]. 그러나 중국은 고려인삼(Panax ginseng)을 만주지방의 장백산맥을 중심으로 지린성(吉林省), 헤이룽장성(黑龍江省) 일대에서 재배하고 있다. 중국은 고려인삼의 묘삼을 2년~3년 동안 키운 후 이식한다. 작은 묘는 3년 동안, 중간 묘는 2~3년 사이, 큰 묘는 2년 동안 키우는 것이다. 이것은 인삼재배지인 지린성 부근이 한국보다 추운지역으로 묘삼의 안정성을 확보하기 위한 방편 때문으로 생각된다. 한국에서는 1+5제(묘삼

1년, 본포 5년), 일본에서는 2+4제(묘삼 2년, 본포 4년), 중국에서는 3+3제(묘삼 3년, 본포 3년)가 일반적이다. 묘삼을 오래 키우면 실패할 확률은 적으나 체형이 좋지 못하고 묘포 연수가 증가하고 지근이 많은 단점이 있다.

인삼 종자의 중요성

최근 중국에서는 화기삼(花旗蔘)도 많이 재배하는데 초창기에는 미국에서 재배된 화기삼을 다량 수입하였다. 그러다 중국에서 미국 화기삼의 종자를 고가로 수입하여 중국에서 재배한 다음 이를 싼 가격에 역으로 미국에 수출하게 된다. 이렇게 되자 중국에서는 화기삼을 미국에서 수입할 필요가 없어지게 되고 미국에서는 수출을 못하고 미국내 인삼산업이 위축되는 결과를 초래하여 미국내 화기삼 산업이 존폐기로에 몰리게 된다. 중국이 미국으로 화기삼 수출을 더 많이 하게 되는 역전현상이 발생하게 된 것이다. 우리는 이러한 화기삼의 종자 유출로 인한 미국내 인삼산업 위축으로부터 반면교사의 교훈을 얻어야 할 것이다.

(3) 미국 및 캐나다

현재 미국에서 재배되고 있는 인삼은 화기삼(花旗蔘 American ginseng, Panax quinquefolius)이다(**그림 6**). 1860년대에 버지니아주의 에이브러햄 휘즈가 최초로 화기삼에 대한 인삼재배를 시작한 이래 1880년대 뉴욕의 조지 스탠턴이 대량 재배기술을 확립하였다. 1895년에는 국가적 차원에서 미국 농무부가 〈미국인삼의 상업적인 역사, 보호 및 재배〉라는 책자를 발행하여 농민들에게 인삼재배를 적극 권장한다[Proctor JTA and Bailey 1987; Marry H 1997]. 미국에서 가장 인삼재배가 성행하는 주는 위스콘신, 미시간, 오하이오, 미네소타 주이다[Polczinski LC 1982]. 현재 미국삼의 95%가 재배되는 위스콘신주의 마라손 카운티는 인삼 생육기간인 4월에서 10월까지 고른 강우

량을 가지고 있으며 여름 온도도 25.5℃로 상당히 서늘하다. 캐나다의 주요 인삼재배지는 미국의 인삼 재배지인 위스콘신 주와 인접한 온타리오 주였으나 최근에는 캐나다 서부 브리티시 컬럼비아 주에서 인삼 재배면적이 급증하고 있다[Ontario Ginseng Innovation & Research Consortium 2008-2011]. 화기삼은 껍질을 벗기지 않은 피부 백삼으로 만든 다음 26~32℃에서 건조를 시작한 후 37℃로 온도를 높여 건조를 한다. 건조기간은 보통 14~18일이 소요되며 생산된 화기삼은 대부분 홍콩이나 동남아시아에 수출된다[Beyfuss R 1999].

화기삼(花旗蔘) 유래

화기삼 유래는 미국상선이 성조기를 달고 서양삼을 싣고 중국 광동(廣東 Canton, 지금의 광저우 廣州) 항구에 진입하였을 때 깃발이 울긋불긋한 꽃처럼 보였다고 하여 꽃깃발 삼이라는 의미로 화기삼으로 불리었다. 영국과 독립전쟁에서 승리한 미국은 1784년 성조기를 달고 미국 야생삼 30톤을 싣고 뉴욕항을 출발한다. 이듬해 중국 광동(Canton)에 도착한 후 중국 차(tea)와 도자기 등을 구입하여 뉴욕으로 귀환하게 된다. 이때 무역으로 약 25%의 수익을 얻게 되었는데 이것이 화기삼의 아시아 무역 시발점이 되었으며 화기삼이라고 불리는 유래가 된 것이다[장일무 2018].

(4) 러시아

러시아 자생인삼은 북위 40~48도 범위의 헤이룽강 부근과 연해주 일대의 고산(高山) 삼림에 분포하며 가장 높은 곳은 해발 1,000m에 달하는 곳에서도 자생하고 있다. 시베리안 진셍(siberian ginseng)으로 불리우며 고려인삼과는 종이 다르다. 고려인삼은 1900년대 이전 연해주의 중국인들이 삼림내의 포장에서 인삼종자를 파종하여 재배하였다. 그 당시에는 야생인삼 채집업이 주를 이루고 있는 반면 재배하는 것은 부업으로 취급되었다. 이후 1910년 사슴 재배업자인 양고푸스키에 의해 시데이데이미 반도의 한 농장에서 최초의 인삼 재배실험이 시도되었고, 1930년대에 이르러 스쿠진스키 보호림에서 재배실험이 확대되었다. 처음에는 야생인삼의 유근(幼根, 묘삼)이나 종자를 받아 파종하였고 그 이후 북한으로부터 고려인삼종자를 받아 이용하였으며 최근에는 한국에서 분양 받은 종자를 파종하였다[한국홍삼인삼과학기술해설서 자원재배편 2014]. 러시아 인삼재배의 방식은 북한 개성지방의 방식을 도입하여 북한방법과 유사하다.

재배지역의 중요성

전 세계에서 인삼을 재배할 수 있는 지역은 지정학적 위치 등을 고려해 보았을 때 몇개 지역으로 한정된다. 그러나 인삼의 형태적 차이는 유전적 소질보다도 재배환경의 영향을 더욱 크게 받는다. 예를들어 유전적 소인이 같지만 재배산지가 다른 만주인삼, 고려인삼, 일본 운주인삼의 종자를 한국 개성의 동일한 장소에 재배하였을 때 고려인삼과 유사한 형태의 인삼이 나타났다. 재배환경의 차이인 장소에 따른 변이가 더욱 크게 나타난 것이다. 또한 유전적 소인이 다른 고려인삼(Panx ginseng), 화기삼(Panax quinquefolius), 죽절삼(Panax notoginseny)은 연구원 시험포에 재배한 결과 그 형태적 특징이 원래의 재배산지에서 생산된 인삼의 형태와는 차이가 있었고 고려인삼과 상당히 유사한 형태를 보인다는 사실이 확인되었다[최신고려인삼 1996]. 따라서 고려인삼의 효능이 형태(본체, 지근)와 밀접하게 연관되어 있다는 사실을 고려하면 고려인삼의 원산지인 한반도에서 Panax ginseng이 재배되었을 때 가장 우수한 약효를 나타낸다고 말할 수 있다.

남귤북지(南橘北枳)

중국 회하(淮河, 화이허) 이남인 강남에 심은 귤(橘)을 회하 이북인 강북에 심으면 탱자(枳)가 된다는 이야기에서 유래되었다. 이처럼 식물의 생장에는 기후와 풍토가 매우 중요하며 고려인삼의 경우도 한반도에 재배하였을 때에 가장 약효가 뛰어나다. 한 예로 한국 강화도의 특산품인 순무도 육지에서 키우면 그 알싸한 맛이 나지 않는 지역 한정성이 있는 것과 같다. 고려삼(Panax ginseng)의 경우도 중국에서 재배한 고려삼(Panax ginseng)과는 식물학적으로 같은 종일지라도 토질, 기후, 재배법 등의 영향으로 유효성분의 함량차이가 발생한다(고려인삼 1993).

6. 고려인삼 칠효설(七效說)

고려인삼은 동북아시아 한반도에서 자생한 생약으로 수천년 전부터 이 지역의 민간의사(民間醫師)들에 의해 약용으로 사용되어 왔고, 그 효능은 경험적으로 인정되어 오늘날까지 전승되어 복용되고 있다. 고대 중국의 진(秦)나라 시황제(始皇帝 BC 220)가 고려인삼으로 추정되는 불로초를 구하려고 한반도의 삼신산(한라산, 금강산, 지리산)에 방사(方士)의 벼슬을 가진 서시(徐示)를 보냈다는 기록을 살펴보더라도 당시 고려인삼의 약효에 대한 인식이 중국에까지 널리 퍼져 있었다는 것을 알 수 있다. 현존하는 고려인삼의 효능에 대한 최초기록은 앞서 기술한 바와 같이 〈신농본초경 神農本草經〉(483~496년)에 나와 있으며 이는 저자 미상의 분산되어 있던 저술을 도홍경(陶弘景)이 수집 및 교정한 것으로 효능은 그 이후 저술된 의서들에 의해 지속적으로 계승되고 있다[인삼문화 2019]. 고려인삼은 일반적으로 원기를 보충하고 폐를 튼튼히 하며, 비장을 좋게하고 심장을 편하게 하여 준다고 알려져 있다[한국인삼연초연구원 1996]. 도홍경이 지은 〈신농본초경 神農本草經〉에서는 인삼의 약리 작용을 "인삼은 맛이 달고 약간 차가우며 오장을 보하고 정신을 안정시키며, 혼백을 안정시키고 경계를 멈추게 하며, 외부로부터 침입하는 사기를 제거해주고, 눈을 맑게 하고 마음을 열어 더욱 지혜롭게 하며, 오래 복용하면 몸이 가벼워지고 장수한다"라고 기술하고 있다. 그는 또한 인삼을 감초, 복령 등과 함께 상약(上藥)에 포함시켰는데 상약은 약중에 으뜸으로 생명을 보존하고 독성이 전혀 없고 아무리 많이 먹어도 인체에 해가 없는 것을 일컫는다. "인삼은 기미(氣味)가 달면서 약간 쓴 맛이 있고 온(溫)한 기를 가지고 있으며 비장과 폐와 심장의 경락(經絡)으로 들어간다. 기운을 내게 하고 비장과 폐에서 기(氣)를 강화시키고 체액을 생산하여 갈증을 가시게 하며 정신을 안정시키고 지혜롭게 하는데 사용된다. 인삼은 기(氣) 부족에 의한 허탈증, 피로, 식욕부진, 발기부전 등에 사용되는 대표적인 보기약(補氣藥)이다"라고 기술하고 있다[고려인삼의 이해 2008].

홍삼도 한의학에서는 전통적으로 인삼과 같은 적응증에 사용된다. 인삼 단방제인 독삼탕(獨蔘湯)은 심신이 피로하고 원기가 아주 미약한 증상에 사용된다. 전통의학에서 인삼은 단독제제보다 복방제로 주로 사용되며 복방제에 사용되면 복방제에 처방되는 다른 생약과 부가 또는 상승작용을 나타낸다. 예를들면 치료작용은 크나 독성이 있는 하약(下藥 curative medicine)의 부작용을 경감시키는 효능을 나타낸다고 알려져 있다. 또한 현대의학에서도 인삼 및 홍삼은 대한민국의 대표적인 건강기능식품으로서 그 효능을 인정받고 있다. 건강기능식품은 대한민국 식품의약품안전처(KFDA, 이후 식약처로 표기)가 정한 기준을 따라 안전성과 기능성이 입증되어 있고 인체적용시험 등 과학적 근거를 평가하여 기능성을 인증받은 식품을 말한다.

이시진(李時珍)의 〈본초강목 本草綱目〉에도 26가지 정도로 고려인삼의 효능이 수록되어 있는데 인삼은 신체허약을 신속히 회복시켜 주며 인체 오장육부의 기능을 보충하여 주며 남녀의 모든 허증(虛症)에 효과를 보인다. 신경성으로 오는 가슴이 두근두근하고 불안한 증세를 진정시키는 신경강정 효과 및 체력의 소모가 많은 환자에 효과가 있다. 또한 눈을 밝게 하고 감기 등에 저항력을 증진시켜 예방할 수 있으며 뇌의 기능을 좋게 한다. 당뇨병에서 오는 다식(多食), 갈증(渴症), 다뇨(多尿) 등의 증상에 효과가 뚜렷하다. 위장의 기능을 튼튼히 하여 주고, 위산과다증을 치유하며 아울러 소화기능을 증진시키며, 심한 구토증을 멎게 한다. 위 또는 대장내에 가스가 충만된 것을 배제시켜 주며 만성위장염에 의하여 구토하고 장기간 설사하는 환자에게 쓰면 좋다. 과로나 음식부주의로 체력이 감퇴되는 여러 내과적 질환에도 좋다. 뇌혈전증, 뇌일혈 등으로 손과 발을 제대로 움직이지 못할 때나 반신불수 또는 더위로 인한 소화불량이나 그밖의 위장이 냉할 때 쓰인다. 인삼을 장복하면 몸이 가볍고 생명을 연장할 수 있다. 소활불량이나 원기부족으로 가슴이 답답하여 호흡곤란을 느낄 때 사용한다. 또한 인체내의 여러 가지 암종을 비롯한 갖가지 종양을 소멸, 파괴, 회복시키는 작용을 가진다. 기관지 및 담 분비액을 배출시킨다. 감기로 인한 열성질환의 경과중에 있는 소화불량증에 효과가 있다. 광물성 생약의 오용으로 오는 중독 증상에 사용하며, 호흡기능이 일정하지 못한 경우와 폐활량 부족이 수반될 때 폐의 기능을 보강시켜 준다. 인체내 체액의 분비를 촉진시켜 주며 체력소모에 의

하여 체액부족을 초래할 때 보충하여 준다. 산전 또는 산후에 오는 모든 질병에 쓰고 혈뇨, 객혈, 대장출혈, 자궁출혈, 위출혈 등 실혈자(失血者)에게는 보기, 보혈, 지혈작용이 있다. 신체허약이나 과로의 원인으로 폐, 심 또는 소화기 계통에 과중한 부담을 느끼는데서 오는 열증(熱症)에 사용해서 그 열을 조절하는데 효과가 있다. 심한 설사 대장염에 쓰이며 현기증 또는 두통 증상에 대해서도 효과가 있다. 원기부족에서 오는 자한(自汗)을 멎게 하며 아울러 소모성 발열 등에 의한 허열을 멎게 한다. 사지신경통 또는 마비증상이 올 때 쓰면 강심작용이 있어 신진대사나 혈행의 순환개선 등 여러 효능이 있으며 소변을 자주 보거나 소변이 잘 나오지 않을 때 쓰인다고 기록되어 있다[고려인삼 1993].

인삼의 칠효설(七效說)은 상술한 도홍경이 저술한 〈신농본초경 神農本草經〉의 내용[한국인삼사 2002]을 근거로 중국에서 발췌하여 전승되어 온 것으로 자세한 기술연대 및 저자는 나와 있지 않다[인삼문화 2019]. 칠효설의 내용을 살펴보면 보기구탈(補氣救脫), 익혈복맥(益血復脈), 양심안신(養心安神), 생진지갈(生津止渴), 보폐정천(補弊定喘), 건비지사(建脾止瀉), 탁독합창(托毒合瘡) 등 일곱가지 이다. 이를 자세히 설명하면, '보기구탈'은 원기를 보충하여 주는 것으로 각종 급성 및 만성의 병으로 인하여 체력이 쇠약해졌을 때나 일시적인 허탈상대에 있을 때 효과가 있다. 즉, 체력을 증진시켜주는 작용을 한다. '익혈목맥'은 혈액생성을 왕성하게 함으로써 비장과 폐장의 기능을 도와주며 빈혈로 인한 전신의 신지대사이상을 개선함과 동시에 조혈작용과 혈액순환을 원활하게 해준다. '양심안신'은 마음을 평온하게 하여 신경을 안정시키고 혈액순환부전이나 심장의 기능저하로부터

야기되는 정신불안을 해소한다. 즉, 각종 스트레스를 해소시켜주는 작용을 한다. '생진지갈'은 폐와 비장 및 위의 기능부족을 개선하여 전신의 기능을 증진시켜주며, 인체가 필요로 하는 체액을 충당하여 줌으로써 당뇨병 치료에 도움을 준다. '보폐정천'은 폐의 기능이 약하여 일어나는 해수(咳嗽)[11] 및 천식 등의 증상을 보하고 아울러 비위(脾胃)[12]의 기능을 도와준다. 즉, 호흡을 안정시켜 줌으로써 호흡기 질환에 효과가 있다. '건비지사'는 장관(腸管)을 튼튼하게 하여 줌으로써 설사를 멈추게 하여 소화기관을 튼튼하게 하여 소화기능을 돕는다. '탁독합창'은 체내의 독소를 제거해주고 대사기능 부전으로 인하여 발생되기 쉬운 병에 대하여 저항력을 증진시켜 줌으로써 피부의 기능을 정상화시키고 종양에 대해서도 유효한 작용을 한다[고려인삼 1993]. 위에서 상술한 칠효설을 현대 과학적 효능과 비교하면 다음과 같이 요약할 수 있다(표 2).

[11] 해수(咳嗽): 기침을 심하게 하는 경우

[12] 비위(脾胃): 비장과 위장을 일컫는 말로 소화기능이 좋다는 의미

[표 2] 인삼 칠효설(七效說)

인삼 칠효설	현대 과학적 효능
보기구탈(補氣救脫) (원기를 보하고 허탈을 다스림)	항피로 개선 및 면역증진
익혈복맥(益血復脈) (血을 보충시키고 脈色을 회복)	순환기 개선작용
양심안신(養心安神) (心을 길러주고 정신을 평안)	정신안정 및 기억력증진
생진지갈(生津止渴) (津液을 생성시키고 갈증 멈춤)	항당뇨 효과
건비지사(建脾止瀉) (위장 튼튼히하며 설사멎게함)	소화기 기능개선
보폐정천(補肺定喘) (폐에 힘을 주고 기침 멎게함)	감기예방 및 면역증진
탁독합창(托毒合瘡) (독을 제거하고 부스럼없앰)	항암 및 해독효과

*출처: 인삼문화 2019; 고려인삼 2013

아편전쟁과 홍삼

18세기 중국(청나라)과 영국은 활발한 무역교류를 실시하는데 중국에서는 도자기, 차, 비단을 수출하고 영국은 대신에 면직물을 수출하게 된다. 그러나 영국은 면직물 판매가 잘 되지 않자 중국에서 막대한 무역적자가 발생한다. 이를 해소하기 위해 19세기 초 영국은 인도산(자국 동인도회사) 아편을 중국에 밀매하여 무역적자를 해소하게 된다. 중국내 급격히 늘어난 아편은 관리부터 빈곤층까지 아편중독자를 양산하게 되고 아편을 몰수하고 이에 항의하는 중국과 아편으로 인한 무역이득을 놓지 않으려는 영국은 아편전쟁을 벌이게 된다. 아편은 일단 중독되면 내성이 증가하므로 더 많은 양을 피워야 된다. 이당시 중국에서는 조선의 홍삼이 아편에 효과가 있다는 소문이 나서 고려홍삼은 선풍적인 인기를 끌게 된다(조선말 임상옥 시기). 그러나 홍삼은 고가이므로 서민들은 구입할 수 없었다. 한가지 에피소드로 홍삼 대신에 중국인들이 찾아낸 것이 해삼(海蔘)이었는데 이는 같은 蔘이 들어가므로 효과도 같을 것이라고 생각한 것이다. 지금도 해삼이 중국에서 인기가 매우 높은 것은 이러한 이유때문으로 추정된다[썬킴 2021]. 한편 과학적으로도 홍삼은 아편, 몰핀, 메탐페타민(필로폰) 등 마약류에 대한 내성 및 의존성 형성을 억제하는 마약해독작용이 뛰어나다는 사실이 연구자들에 의해 증명 되었다[Kim HS & Oh SK 1985, 최신고려인삼 1996].

7. 홍삼기능성

건강기능식품 동향

현재는 생명공학의 발달과 건강에 대한 욕구 증가 등으로 건강기능식품 및 식품안전성이 강조되면서 패러다임이 변화하고 있다. 과거에는 식품의 수급과 식량확보가 최우선 목표이었으므로 양적인 측면만을 강조하였다면 현재에는 식품의 다양한 기능성, 즉 생체조절 기능성을 갖는 건강기능식품이 각광을 받고 있다. 특히, 최근(2020년, 2021년)에는 코로나 19(COVID-19)로 인해 전 세계적으로 건강에 대한 관심과 함께 면역력을 가진 천연물 및 건강기능식품에 대해서 관심이 증가하고 있다. 이는 현재까지 신종질병인 코로나에 대한 치료가 어렵기 때문에 예방측면에서 관심을 가지기 때문이다.

한편 한국식약처(KFDA)에 따르면 국내 건강기능식품 생산액은 건강기능식품 제도가 시행된 2004년 기준 2,506억원에서 2010년에는 제도 도입후 처음으로 1조원을 넘어선 것으로 나타났다. 2016년에는 2조원을 넘어섰으며 2020년에는 3조 3,250억원으로 3조원을 돌파하였다. 또한 최근 5년간 평균성장율은 11.8%로 건강기능식품 시장은 지속적으로 증가하고 있다. 표방기능성을 살펴보면 2020년 전체 건강기능식품 매출액 중 면역기능 개선제품이 1조 2,597억원으로 가장 높은 비율을 차지했으며, 이어서 혈행, 기억력 개선 제품의 순으로 나타났다. 제품별로는 홍삼제품이 부동의 1위를 보이고 있다[식약처, e-나라지표조회, www.index.go.kr] 이와같은 사실을 보더라도 고려홍삼은 효능적 측면에서 국민의 건강에 크게 기여하고 있다.

건강기능식품은 특정한 기능성 원료를 사용해 제조 및 가공한 제품이다. 기능성 원료는 식약처가 건강기능식품공전에 규격 및 기준을 고시해 누구나 사용할 수 있는 고시형 원료와 개별적으로 식약처의 심사를 거쳐 인정받은 경우에만 사용할 수 있는 개별인정 원료로 나뉘어 진다. 현재 한국에서 고시형 원료로는 홍삼, 비타민, 무기질, 식이섬유 등 96종 원료가 등재되어 있다. 이와같이 한국의 건강기능식품 산업은 질병예방을 통한 국민의 건강증진으로 삶의 질 향상에 기여하는 방향으로 발전해 나가고 있다. 여기에서 한국의 특산품인 홍삼이 중요한 역할을 담당하고 있는 것이다.

홍삼의 기능성

인삼은 대한암예방학회의 〈암을 이기는 한국인의 음식 54 가지〉에 선정된 항암식품이다. 또한 독일 생약재 의약품약전 〈Commission E Monograph〉에서는 피로감이나 심신쇠약으로 작업의 효율성과 집중성이 떨어질 때 활력을 불어넣어 주는 강장제로서 기록되어 있다. 세계보건기구(WHO) 약전에는 몸이 쇠약하거나 탈진, 피로로 인한 정신적, 육체적 무기력을 회복시켜주거나 예방해주는 약재로 병후 회복기에 효과가 있다고 기재되어 있다[WHO 1999]. 현재 대한민국 식약처에서는 지금까지 과학적으로 연구된 결과에 근거하여 인삼기능성은 4가지(면역증진, 피로 개선, 뼈건강 개선, 간기능 개선)을 부여하고 있으며[식약처 행정예고 및 시행 2020.4.28; 식약처 2021.9.2] 홍삼기능성은 6가지 기능성(면역증진, 피로개선, 혈소판 응집억제를 통한 혈액흐름 개선, 기억력개선, 항산화 도움, 여성 갱년기도움)을 부여하고 있다[건식공전 2021].

홍삼의 기능성을 잘 이해하기위해서는 식약처로부터 홍삼의 6대 기능성을 인정받은 과정을 살펴보는 것이 필요하다. 홍삼은 1994년 건강기능식품법 발효이전 인삼 제품류로 분류된 식품으로서 구체적인 기능성은 표현할 수 없었다. 그러나 식품위생법의 예외 조항에 따라 체질개선, 건강유지, 건강증진 등의 표현 및 특정질병을 지칭하지 않는 단순한 권장내용의 표현으로 성장기, 발육기, 임신수유기, 노화기에 좋다는 일반적인 내용을 표시할 수 있었다. 홍삼은 건강기능식품법의 발효이후 인삼제품과 더불어 '자양강장, 원기회복, 면역력증진'의 기능성을 표현하여 왔으나 전통적 용어에 해당하는 원기회복, 자양강장이라는 용어를 현대식 용어인 '피로회복'으로 전환하게 되어(2004년 식약처 인삼제품, 홍삼제품의 기준규격 및 기능성 재평가 적정성 검토 결과) 2005년 이후 '피로회복, 면역력증진'의 기능성을 건강기능식품공전에 반영하여 왔다(섭취량 Rg1, Rb1 합계로서 3~80mg/day). 이후 여러 인체시험 자료 등을 기반으로 공전개정을 위한 자료(한국인삼공사)에 의해 다양한 기능성 내용이 반영되어 왔는데 2008년 공전의 경우에는 '면역력증진, 피로회복(섭취량 Rg1+Rb1=3~80mg/day), 혈소판 응집억제를 통한 혈액흐름에 도움을 줄 수 있음(섭취량 Rg1+Rb1=2.4~23mg/day)'의 3가지로 기능성이 확대되었다. 2010년 공전에서는 기억력개선 기능성이 추가되었으며 최대섭취량의 일부 조정이 있어 '면역력증진, 피로회복'(섭취량 Rg1+Rb1=3~80mg/day)은 동일하지만 '혈소판 응집억제를 통한 혈액흐름에 도움, 기억력개선에 도움을 줄 수 있음'(섭취량 Rg1+Rb1=2.4~80mg/day)로 변경되었으며 주의사항 항목이 추가되었다. 2011년 기능성 원료별로 부여된 기능성 내용을 일관성이 유지되도록 동일한 문장형태로 개정하면서 인삼과 홍삼의 '피로회복, 면역력증진 기능성 표현'을 '피로개선, 면역력증진'으로 그 표현이 바뀌게 된다. 2012년에는 항산화 기능성 및 Rg3 [Rg3는 인삼과 구분되는 홍삼의 고유성분, 실지로는 Rg3(s)]이 추가되어 '면역력증진, 피로개선 (섭취량 Rg1+Rb1+Rg3= 3~80mg/day)', '혈소판 응집억제를 통한 혈액흐름, 기억력 개선, 항산화에 도움을 줄 수 있음(섭취량 Rg1+Rb1+Rg3=2.4~80mg/day)'의 5가지 기능성이 고시되었다. 이후 2014년 여성갱년기 건강에 대하여 여러 인체시험 자료(한국인삼공사 제공)를 기반으로 추가로 '갱년기 여성의 건강에 도움을 줄 수 있음'(섭취량 Rg1+Rb1+Rg3=25~80mg/day) 기능성을 인정받게 됨에 따라 총 6가지 기능성이 인정되었다.

홍삼기능성 주요한 작용기전

이러한 기능성에 대한 대표적인 작용기전을 살펴보면 면역력증진은 바이러스나 암세포를 죽이는 대식세포의 활성촉진, 피로개선은 근육내 피로물질인 젖산(lactic acid)농도의 감소 및 에너지 생성 호르몬 촉진, 혈소판 응집억제를 통한 혈액흐름은 혈소판 응집억제 및 혈중 콜레스테롤과 중성지방의 생성억제, 기억력 개선은 베타아밀로이드(β-amyloid)[13] 등 뇌세포 손상물질 생성억제, 항산화에 도움은 항산화효소(SOD; super oxide dismutase) 활성화, 여성갱년기 증상개선은 호르몬 수치 영향없이 증상개선 등이다. 위에서 상술한 홍삼의 기능성은 함유된 진세노사이드 뿐만 아니라 다당체, 아미노당, 폴리아세틸렌 등 여러 비사포닌 유효성분의 작용으로 다양한 약리활성이 나타난 것이다. 특히 최근에는 사포닌이외 비사포닌 성분인 산성다당체의 면역증강 및 항고지혈 기능성이 새롭게 밝혀진 바 있다(Byeon SE et al 2012; YS Kwak et al 2010). 추후 홍삼에 대한 다양한 기능성은 홍삼의 화학성분과 연관되어 현재도 연구가 진행 중이므로 후속 연구결과에 따라 기능성이 추가될 가능성이 높다.

홍삼은 앞에서 설명한 바와 같이 한국에서 1994년 건강기능식품법이 제정되면서 홍삼의 기준규격을 설정하여 건강기능식품법으로서 그 기능성을 인정받고 있다. 홍삼분말, 농축액은 건강기능식품 소재로서 1위의 자리를 차지하고 있다. 홍삼은 면역증진, 피로개선, 혈소판응집 억제를 통한 혈액흐름개선, 기억력개선, 항산화도움, 여성갱년기 도움 등의 기능성을 대한민국 식약처로부터 인정받고 있다[건강기능식품공전 2021]. 세계적으로도 인구의 고령화, 생활습

[13] 베타아밀로이드: 알츠하이머 환자의 뇌에서 발견되는 아밀로이드 플라크의 주성분으로 알츠하이머 병에 주로 작용한다고 알려진 단백질임.

관병, 만성질환 및 질병예방에 대한 관심으로 건강기능식품의 소비는 더욱 증가하는 추세이다. 이러한 건강유지 및 질병예방에 대한 대안으로서 홍삼은 매우 중요한 건강기능식품 소재로 자리매김하고 있다.

8. 고려홍삼 모노그라프(Monograph)

홍삼의 가공방법은 백삼과는 다르며 이에 따라 백삼과는 다른 홍삼의 성분차이가 발생한다. 홍삼의 최신성분 기준규격에 대한 모노그라프(monograph) 자료는 국내 인삼산업체와 소비자에게 홍삼에 대한 정확한 정보를 제공한다는 의미에서 매우 중요하다.

홍삼의 모노그라프(Monograph) 자료를 소개하면 아래와 같다.

성상 및 기준규격

고려인삼의 학명은 Panax ginseng C.A.Meyer이다. 인삼(人蔘)은 뿌리의 모양이 사람의 형상을 닮아서 붙여진 이름이다. 세계적으로 가장 많이 사용되고 있는 인삼 종(種)은 한국이 원산지인 고려인삼종 Panax ginseng이며, 미국과 캐나다가 주산지인 화기삼 Panax quinquefolius도 일부지역에서 재배되고 있다. 고려인삼과 화기삼은 종이 다른 식물로서 진세노사이드 함량 패턴이 다르며 화기삼에는 진세노사이드 Rf가 존재하지 않는다[Shin BK et al 2015; Wang Y et al 2015]. 홍삼은 일반적으로 6년근을 사용하고 있는데 이는 우리 조상때부터 사용하여 온 역사성이 있으며, 과학적으로도 년근에 따라 유효성분인 진세노사이드 함량과 생리활성의 차이가 보고되고 있기 때문이다[Zhang YC et al 2014; Shan SM et al 2014]. 원재료로 사용하고 있는 인삼뿌리(根)은 대한민국 인삼산업법에 적합하여야 하며 4년근 이상의 것으로 춘미삼[14], 묘삼[15], 삼피[16], 인삼박[17]은 사용할 수 없다[인삼산업법 2019]. 생약명으로는 백삼은 Ginseng Radix Alba, 홍삼은 Ginsng Radix Rubra이다. 일반명으로는 홍삼(Red ginseg), 고려홍삼(Korean red ginseng), 홍삼(Hongsam), 홍쉔(Hongshen)으로 불린다.

홍삼의 제조역사

홍삼은 한국에서 제조한 약 천년의 기록을 가지고 있으며 실제 그 이전부터 홍삼을 제조했을 것으로 추정된다. 홍삼은 수삼을 가공하여 제조한 한국의 특산물이다. 홍삼이 문헌상에 나타난 것은 〈조선왕조실록 정조편〉(1776~1800)에서 언급되어 있으며 홍삼을 증숙하여 제조하는 과정이 고려시대 서긍(송나라 1091~1153)이 고려를 방문하여 저술한 〈고려도경 高麗圖經〉에 기술되어 있다[Lee SM et al 2015]. 홍삼을 제조하는 방법이 보다 자세하게 기술된 문헌은 김태영(조선 1850~1927)이 저술한 〈소호당집 韶濩堂集〉으로 6년근 이상의 수삼을 세척하여 증숙하고 대나무 채반에 널어서 불 기운 또는 햇볕으로 말려서 제조한다고 하였다. 근대의 자료로는 〈한국삼정요람 韓國蔘政要覽, 대한제국 탁지부 사세국 삼정과에서 발행한 삼정에 관한 행정자료로 만든 요람〉에 상세한 제조방법이 기술되어 있

---

[14] 춘미삼(春尾蔘): 묘삼을 건조시킨 인삼

[15] 묘삼(苗蔘): 인삼의 어린뿌리를 말함. 보통 1~2년생 어린 인삼뿌리, 유삼(幼蔘)이라고도 함.

[16] 삼피(蔘皮): 인삼의 껍질부분

[17] 인삼박(人蔘粕): 가용성 인삼성분을 추출하고 남은 부분

다. 고려인삼은 정부의 관리하에 재배하여 엄격하게 홍삼을 제조 및 판매하는 제도가 시행되었다(홍삼전매법, 1908~1996). 현재의 홍삼 제조기술은 전통적으로 사용된 홍삼 제조방법을 현대화하고 표준화하여 발전시킨 것이다.

제조방법 및 특성

고려홍삼의 제조공정은 2017년 4월에 국제표준기구 ISO[18] (International Organization for Standardization or International Standardization Organization)에 등재되어 국제적으로 공인되었다[ISO 19610]. 공인된 방법은 다음과 같다. 4~6년생 수삼을 동체의 두께를 기준으로 분류하여 세척하고 전분을 호화시키기 위해 90~100℃에서 최소 80~100분간 증기로 익힌다. 수분이 15.5% 이하가 될 때까지 45~55℃에서 열풍으로 건조하고 햇볕에 말린다. 홍삼은 제조공정을 거쳐 담적색에서 다갈색을 띤다. 홍삼은 크기, 모양 및 조직 치밀도에 의해 등급별로 분류하고 진공포장 한 후 캔 포장하면 10년 이상 보관이 가능하다. 수삼은 70%의 수분을 함유하나 홍삼은 15.5% 이하의 수분을 함유한다. 홍삼은 백삼과 달리 전분의 호화로 동체와 지근의 조직이 치밀하게 변하며 홍삼의 조직 치밀도와 동체에 붙어 있는 지근의 갯수와 전체 모양에 따라 홍삼뿌리의 등급이 결정된다. 등급은 천(天), 지(地), 양(良)으로 구분되며 뿌리삼의 크기와 형태의 우수성에 따라 포장단위 당 뿌리삼의 수가 달라진다. 홍삼분말은 홍삼뿌리를 120 메쉬(mesh)이하로 분쇄한 제품으로 수분함량이 3% 이

[18] ISO: 국제표준기구, 표준화를 위한 국제위원회로서 각분야의 제품과 서비스의 국제적 교류를 활발하게 하고 상호협력을 증진시킬 목적으로 설립된 국제기구임(스위스 제네바 본부, 1946년 설립).

하이다. 홍삼농축액은 물 또는 주정(酒精)으로 추출, 농축하여 제조한 것으로 물농축액(예시; 홍삼정, 한국인삼공사 제조)이라고 하는데 제조공정은 다음과 같다. 홍삼 동체 75%와 지근 및 세미 25%를 혼합하여 10~13배의 물로 85℃에서 12시간 반복적으로 추출하고 냉각한 후에 원심분리하여 불용성 물질을 제거한다. 추출액을 50~60℃에서 70~73 Brix가 되도록 농축한다. 홍삼농축액은 흑갈색의 점성을 갖는 액상으로 약 36% 수분을 함유하며 pH는 4.6 이하, Brix는 70~72, 물불용성 물질은 2% 이하이다. 기준규격으로서 홍삼의 지표성분은 진세노사이드 Rb1, Rg1, Rg3 합으로 관리하고 있으며 2.5~34mg/g 함유하고 있어야 한다. 유해물질 규격으로는 중금속으로 납 5.0μg/g 이하, 비소 2.0μg/g 이하, 카드뮴 0.3μg/g 이하, 총수은 0.2μg/g 이하 이며, 세균수는 1ml 당 3,000 이하(농축액인 경우), 대장균군은 음성, 회분은 5% 이하이다[건식공전 2021].

함유성분

인삼은 진세노사이드라 불리는 트리테르펜(triterpene)계 배당체인 사포닌과 단백질, 펩타이드, 알칼로이드, 폴리아세틸렌, 다당체, 지방산 등을 함유한다[Lee SM 2015]. 인삼은 protopanaxadiol(PPD) 타입의 진세노사이드 Rb1, Rb2, Rc, Rd, Rg3와 protopanaxatriol (PPT) 타입의 진세노사이드 Re, Rf, Rg1 및 Oleanane 타입의 Ro 등 홍삼에는 43종의 진세노사이드를 함유하고 있다[Shin BK et al 2015]. 홍삼은 수삼을 증기로 쪄서 익히고 건조하는 과정에서 주요한 성분이 변화하여 수삼이나 백삼과는 다른 성분패턴이 나타난다 [Lee SM et al 2015]. Rg3, Rh2와 같이 홍삼 제조과정에서 생성되는 진세노사이드 함량은 수삼과 백삼보다 더 많거나 신규 생성되어 항암활성이 수삼 및 백삼보다 우수하다[Wang Y et al 2016]. 또한 홍삼제조 과정에서 진세노사이드 뿐만아니라 아미노당 Arginine-fructose-glucose(AFG), maltol 및 파낙시트리올(panaxytriol) 성분이 증가하고 다당체의 화학적 변화도 일어난다[Si BK et al 2015; Jiaoa L et al 2014; Lee SM et al 2015]. 백삼과 홍삼의 효능효과의 차이는 이와같이 성분패턴의 차이와 관련성이 높다.

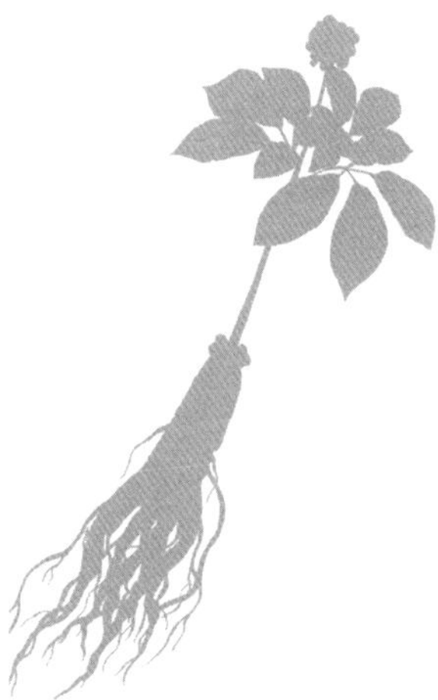

제3장

홍삼의 가공

1. 인삼의 종류
2. 위대한 발명품 홍삼
3. 홍삼 가공공정

대한민국 식품공전에서는 인삼은 수삼, 백삼, 태극삼, 홍삼, 흑삼 등 5가지를 포함하고 있다. 이 중 홍삼은 수삼을 껍질째 쪄서(증숙) 말리는(건조) 수치과정을 거쳐 만든 붉은 빛깔의 인삼을 말한다. 찌고 말리는 과정 중에 수삼에는 없는 사포닌이나 산성다당체 등의 유효성분이 신규 생성되거나 증가하여 약효화 기능성이 좋아지며 장기간 저장이 가능하게 된다.

제3장 홍삼의 가공

인삼의 재배법이 발달하기 이전에는 인삼하면 야생삼인 산삼(山蔘)을 가리켰으나 지금은 야생인삼은 매우 희귀하다. 일반적으로 야생인삼은 재배삼보다 고가로 판매되고 있으나 효능에 대한 자료는 없는 실정이다. 이는 야생인삼의 개체수가 적은 관계로 연구결과가 없기 때문이다. 야생인삼(山蔘 wild ginseng)은 산삼종자가 산에서 자연상태로 발아한 후 생육한 인삼을 말한다. 그러나 현재는 야산에 인위적으로 종자나 묘삼을 이식하여 산양삼(山養蔘 wood cultivated ginseng) 형태로 재배하기도 한다. 산양삼은 우리가 알고 있는 장뇌삼(長腦蔘)과 동일한 용어이다(식약처에서는 장뇌삼을 산양삼으로 명칭변경하여 통일함)[최신고려인삼 1996; 농진청 2011]. 근래 야생삼이 간혹 발견되고 있기는 하지만 인공적으로 재배한 인삼의 종자나 묘삼을 삼림 속에 심어 야생 조건하에서 재배한 산양삼인 경우도 많다. 한편 인삼은 우리나라 식품공전에서는 가공 방법별로 5가지(수삼 水蔘, 백삼 白蔘, 태극삼 太極蔘, 홍삼 紅蔘, 흑삼 黑蔘)로 분류하고 있다(그림 7)[식품공전 2016].

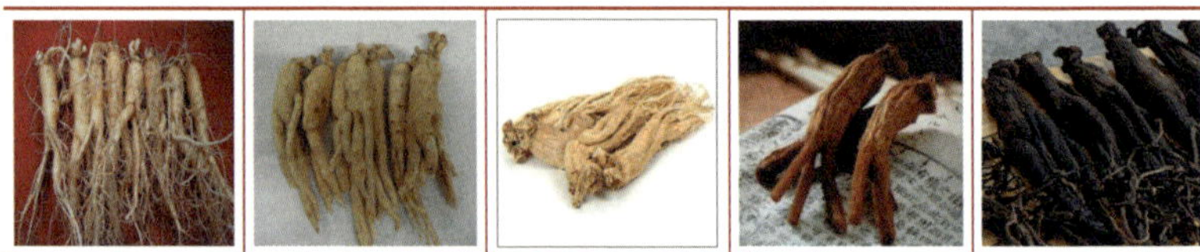

수삼	백삼	태극삼	홍삼	흑삼

[그림 7] 가공별 인삼의 종류

*출처: 농촌진흥청 RDA Interbang 2011

1. 인삼의 종류

수삼(水蔘)은 밭에서 수확한 말리지 않은 생(生)인삼으로 보통 75% 내외의 수분을 함유하고 있다. 수삼은 1주일 이상 저장이 어렵고 유통과정 중 부패나 변질이 쉬울 뿐 아니라 인삼 자체가 함유하고 있는 여러 효소에 의해 인삼성분이 분해되어 효능이 떨어진다. 이러한 단점을 개선하기 위해서 선조들은 경험적으로 여러가지 인삼 가공방법을 개발하였다.

먼저 백삼(白蔘)은 수삼을 익히지 않고 표피를 벗기거나, 벗기지 않고 햇볕이나 열풍 등의 방법으로 건조시킨 것을 말한다. 백삼은 수분 함량이 15% 이하로 수삼에 비해 장기 보관할 수 있으나 장기간 저장시에는 일부배당체 성분이 부분적으로 분해되거나 지방류의 자연산패 및 곰팡이의 발생이 일어날 수 있다. 색상은 유백색을 띠며 외형적 가공형태에 따라 직삼(直蔘, 직립형, straight ginseng), 반곡삼(半曲蔘, 인삼의 지근을 구부린 것, half curved ginseng), 곡삼(曲蔘, 주근과 지근의 일부도 구부린 것, curved ginseng)으로 구분된다. 직삼은 대부분의 경우

표피를 벗기지 않고 건조하지만 반곡삼과 곡삼은 수삼의 표피를 벗겨서 제조한다. 대부분의 직삼은 5년근 이상 6년근 이하로 경기지역을 중심으로 하는 중부 지역에서 주로 생산하고 곡삼과 반곡삼은 각각 4년근과 5년근으로 금산과 풍기 지역을 중심으로 생산된다. 따라서 이러한 외관형태는 오랜 전통 속에 년근과 생산지역을 표시하는 제품의 특징이 되고 있다.

태극삼(太極蔘)은 수삼을 세삼(洗蔘)[19]한 후 껍질을 벗기지 않고 뜨거운 물속에 일정 시간 담구어 동체의 일부와 표피를 호화(糊化)[20]시켜 건조한 것으로 표피의 색상은 황갈색, 담황색을 띠고 백삼과 홍삼의 중간형태의 제품이다.

홍삼(紅蔘)은 수삼을 껍질째 쪄서 말린 붉은 빛깔의 인삼으로 수삼의 표피를 벗기지 않은 채로 세척한 후 증숙(蒸熟)[21]과 건조(乾燥) 과정을 거쳐 제조하며 담황갈색 및 담적갈색의 색상을 띤다. 찌고 말리는 과정 중에 수삼에는 없던 사포닌이나 산성다당체 등 유효성분이 신규 생성되거나 늘어나고 장기간 저장이 가능하게 되며 표피의 색상은 담황갈색 및 담적갈색을 띤다. 홍삼은 주로 6년생 수삼으로 제조하며 백삼과 태극삼은 주로 4~5년 생 수삼으로 제조한다.

흑삼(黑蔘)은 수삼을 증기나 그 밖의 방법으로 쪄서 익혀 말린 것으로 암흑갈색 또는 흑다갈색을 띠는 것을 말하는데[인삼산업법

19 세삼(洗蔘): 수삼을 세척함

20 호화(糊化): 전분이 열과 수분에 의해 팽창된 후 그 물리화학적 성질이나 구조가 변화된 것(점도 및 수용성이 증가하며 소화에 도움이 됨)

21 증숙(蒸熟): 쪄서 숙성시킨 것

2013.3.23] 일반적으로 홍삼보다 더욱 가혹한 방법으로 증기로 쪄서 말리는 과정을 3회 이상 반복한 인삼의 한 종류이다[최신고려인삼 1996; 인삼문화 2019].

2. 위대한 발명품 홍삼

홍삼제조법에 관한 최초의 고문헌상의 기록은 1123년 중국 송나라 서긍(徐兢)의 〈선화봉사고려도경 宣和奉使高麗圖經, 일반적으로 고려도경 高麗圖經으로 불림〉으로 여기에서 숙삼(熟蔘)에 대한 기록이 발견된다[최신고려인삼 1996]. 고려도경은 역사서는 아니고 송나라의 문신인 서긍이 고려의 실상을 송나라에 소개한 책자이다. 그 내용 중에 "인삼은 생삼과 숙삼 두가지가 있는데 생삼은 빛이 희고 허하여 약에 넣으면 그 맛이 온전하나 여름이 지나면 좀이 나기 쉽고 상하므로 생삼을 약탕기에 쪄서 익혀 숙삼(熟蔘)으로 만들어야 오래 보관할 수 있다"라고 하였다[인삼문화 2019]. 이것이 오늘날 홍삼제조의 시원이라고 할 수 있다. 숙삼의 제조법은 열탕에 쪄서 익힌 후 건조하는 방법으로 오늘날 수삼을 증기로 쪄서 익힌 후 건조하는 홍삼제조법의 전단계라고 말할 수 있다.

우리나라 역사서에 기록된 홍삼(紅蔘)이란 이름은 1797년(정조 21년) 〈조선왕조실록 朝鮮王朝實錄, 정조실록 正祖實錄〉에 홍삼이란 용어가 처음 등장한다. 그러나 여기의 기록들은 증숙시간 및 반복 횟수 건조방법 등의 상세한 제조방법은 기술되어 있지 않다. 정조 21년 이전에는 언제부터 홍삼으로 불리게 되었는지 확실한 기록은 없다.

다만 홍삼의 제조는 그 전부터 이루어졌을 것으로 추정된다. 1506년~1545년(조선 중종)에 판삼(版蔘)이라는 이름이 나오기 시작하는 것으로 판단해 보건대 홍삼제조는 조선 중종시기부터 시작되었다고 볼 수 있다. 판삼은 조선중기시대에 품질 좋은 야생삼을 구하기 어려웠기 때문에 작은 인삼을 증기로 쪄서 압착하고 이것을 여러개 붙여서 판처럼 만든 홍삼을 말한다. 이러한 판삼의 등장이 대규모 홍삼제조의 단초가 되는 것이다[인삼문화 2019; 장일무 2018]. 다른 측면으로 보면 국내의 야생삼이 이 시기에 멸종상태로 진입하여 크고 품질 좋은 심이 없었기 때문에 이러한 발명기술이 등장하였다고 볼 수 있다.

홍삼의 제조법에 대해서는 조선시대 소호당 김태경이 기술한 〈소호당집 韶濩堂集〉(1850~1927)에 비교적 세세히 기술되어 있다. "6년 이상 충분히 재배한 인삼을 채굴하여 흙을 털고 깨끗한 물로 세척한 후 큰 찜통에서 찐다. 찐 홍삼은 대바구니에 눕힌 후 건조실에서 열건하거나 일광과 바람으로 건조한다" 대한제국 탁지부 삼정과에서 발간한 〈삼정요람 蔘政要覽〉(1908)에는 더욱 자세한 제조법이 기술되어 있다. "수삼을 채굴하여 조심스럽게 깨끗한 물에 세척하고 크기별로 선별(選別)하여 굵은 대바구니에 놓고 증숙장으로 즉시 옮긴다. 대바구니를 증삼용 나무틀에 올리고 두 개의 나무틀을 옹기로 만든 증삼기에 넣고 밀봉한다. 이때 증숙시간은 크기에 따라 50~90분이다. 증숙한 인삼은 건조실에서 충분히 말린 후 햇볕에 4~5일간 건조한다. 이렇게 하면 벚꽃색의 투명한 홍삼이 제조된다"(그림 8).

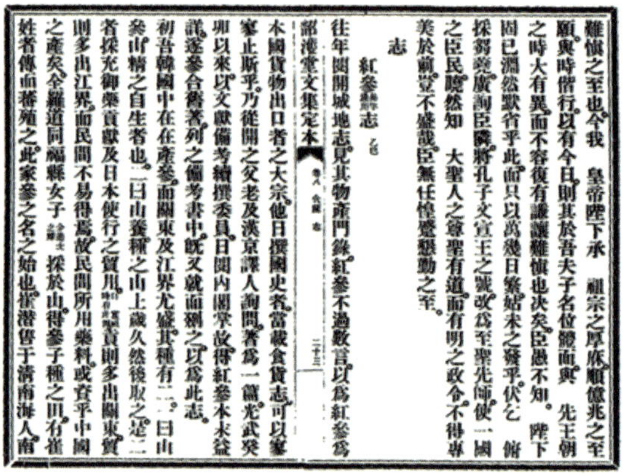

韶濩堂集

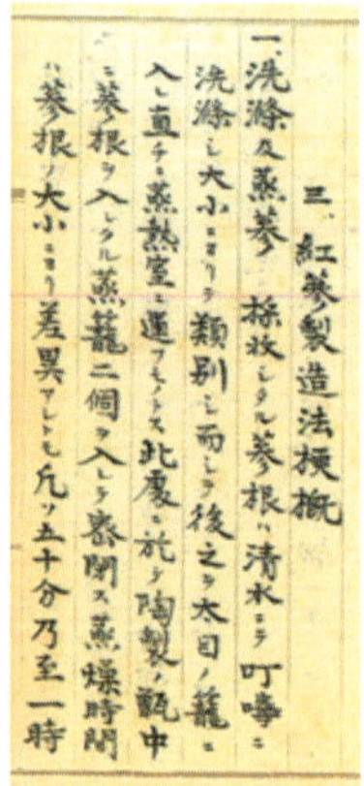

三、紅蔘製造法梗概
一、洗滌及蒸蔘 採收シタル蔘根ハ清水ニテ叮嚀ニ洗滌シ大小ニヨリテ類別シ而シテ後之ヲ太目ノ籠ニ入レ直チニ蒸熱室ニ運ブモノトス此處ニ於テ陶製ノ甑中ニ蔘根ヲ入レタル蒸籠二個ヲ入レテ密閉ス蒸燥時間ハ蔘根ノ大小ニヨリ差異アレドモ凡ソ五十分乃至一時

蔘政要覽

[그림 8] 홍삼제조 조선시대 문헌

*출처: Lee SM et al 2015

홍삼의 발명은 인삼의 보관과 유통에 큰 혁명을 일으켰다. 19세기 들어서면서 인삼재배법의 발전과 더불어 홍삼은 생산량도 늘어나면서 중국, 일본 등으로 수출도 증가하게 된다. 이 당시에 조선은 수출주품목이 없었으므로 홍삼무역은 국가 재정수입에서 매우 큰 비중을 차지하였다. 홍삼의 제조법 중 중요한 것은 증삼과 건조 과정인데 이때 수삼을 증기로 찐후 건조하여 홍삼을 가공하는 곳을 '증포소(蒸包所)'라고 한다(**그림 9**). 조선말에 이러한 증포소는 1797년 경강(지금의 한강)에 설치되었다가 1810년 개성으로 옮겨졌으며 1824년 경강으로, 1828년 다시 개성으로 옮겨졌다. 이러한 이유는 상단이 자기지역에서 홍삼을 제조하면 홍삼무역을 관장하여 수출물량을 담당하므로 막대한 이익을 얻을 수 있기 때문이었다. 즉, 증포소의 위치에 따라 그 지역 상단의 흥망이 달려 있었다. 홍삼은 이러한 재정적 이득 때문에 18세기 말부터는 국가가 직접 관리하였으며 이로 인해 홍삼제조 공정은 매우 엄격하게 관리되었다[옥순종 2017]. 이러한 엄격한 품질관리를 통해 수출되는 홍삼은 그 당시 한국이 세계에 자랑할 만한 최고의 상품이 된다. 오늘날 반도체와 비견되는 역할을 한 것이다. 현재도 홍삼은 우수한 약효와 가치를 인정받아 한국을 대표하는 세계적인 건강식품으로 성과를 드높이고 있다. 중화권 특히, 중국, 홍콩, 대만 등의 대부분 소비자들은 원형유지 본삼류(本蔘類)의 홍삼을 최고의 상품으로 선호하고 있다. 다만, 최근에는 섭취의 편의성 때문에 제품을 선호하는 추세도 증가하고 있다.

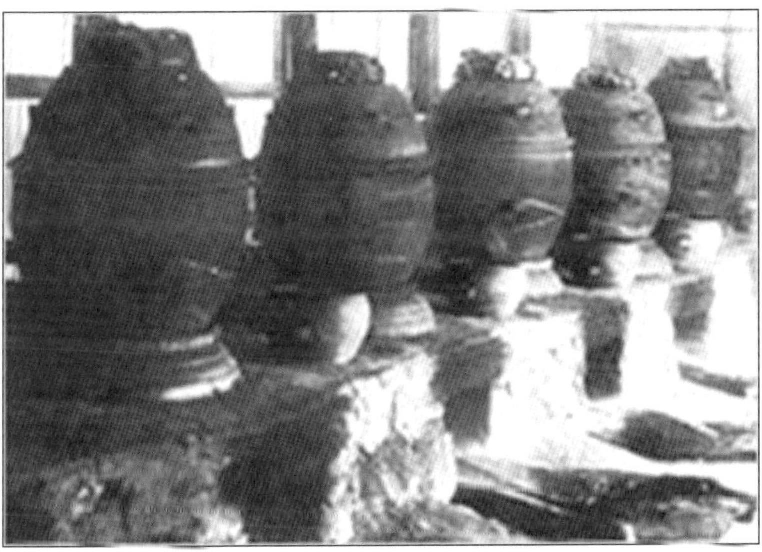

[그림 9] 조선시대 증포소

*출처: 인삼문화(J Ginseng Culture) 창간호 2019

*시루 내부에 싸리나무로 된 판을 놓고 수삼을 올린 후 시루를 덮어서 장작불로 물을 끓여 발생된 증기로 인삼을 찌고 있는 증포장지의 모습(1907년)

3. 홍삼 가공공정

홍삼이란 수삼을 장기간 저장할 목적으로 수삼을 증기로 쪄서 인삼의 전분을 호화시켜 건조한 것을 말한다. 홍삼은 건조에 의해 수분 함량이 15% 이하가 되도록 하는 가공공정을 거치는데 이때 증삼과 건조과정 중 비효소적 갈색화반응이 촉진되어 농다갈색의 매우 단단한 형태를 가진다[최신고려인삼 1996]. 홍삼은 인삼의 원형을 유지하고 있기 때문에 뇌두, 동체 및 지근 등 각 부위가 균형을 이루고 있다. 홍삼의 가공법은 먼저 수삼을 편별(대/중/소) 및 등급별로 선별한 후 세척하여 모래, 흙 등을 제거한다. 수삼을 세척하는 세삼(洗蔘)의 목적은 이물질, 미생물, 유해물질 제거이다. 세척된 수삼은 증삼의 과정을 겪는데 이는 밥을 짓는 증숙(蒸熟)과정과 동일하다. 수삼은 수분이 있는 상태에서 열을 가하면 여러 가지 물리화학적 변화가 일어나는데 우선 효소가 활성을 잃고 휘발성 성분이 날아가며 단백질은 변성되고 전분은 호화(糊化 gelatinization)가 된다. 호화는 수분 존재하에서 가열시 점도가 큰 전분의 입자가 콜로이드 용액을 형성하는 것으로 온도가 높을수록 전분입자의 크기가 팽창하여 크게 부푼다. 이때 농도를 높이거나 냉각을 하게 되면 반고체의 겔(gel)을 형성하게 되는데 이러한 현상을 호화라고 한다. 인삼전분의 호화개시 온도는 61℃이며 88℃가 되면 호화가 완료된다[한국인삼가공 2014]. 수삼의 호화는 90~98℃에서 1~3시간 동안 수증기로 증숙하는 과정 중에 일어난다. 이러한 호화전분의 특성은 생체내 소화효소의 작용을 받기 쉬어 소화율이 좋다. 또한 여러 약리활성을 나타내는 다당체의 함량이 증가한다. 증숙된 수삼은 건조과정을 통해 신속히 수분을 날려주어야 한다. 즉, 건조과정은 저장성을 부여하기 위해 수분을 날리는 과정이다. 증숙된 수삼에 열을 가하면 표면에서 수분증발이 일어나 고체 내부와 표면에서 수분의 밀도차가 발생하며, 수분의 밀도가 높은 내부로부터 밀도가 낮은 외부로 이동확산하여 연속적으로 증발이 일어난다. 건조는 1차 및 2차로 나뉠 수 있는데 1차는 예비건조단계로 주로 열풍건조기를 사용하여 45~55℃에서 수분함량이 15~18% 되도록 한다. 2차는 열풍건조(기계식 방식)나 일광건조(전통적 방식)를 거쳐 홍삼을 완성하는 단계이다(**그림 10**)[Lee SM et al 2015].

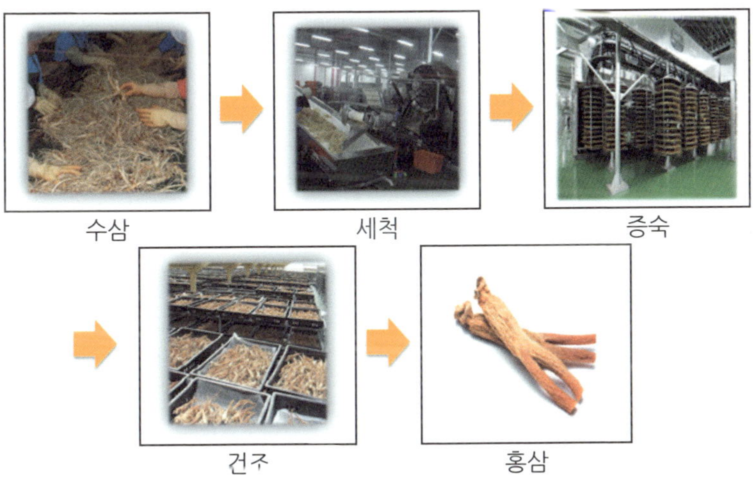

[그림 10] 홍삼 가공

*출처: KGC 인삼공사 제공

홍삼 제조

수삼 세척(이물제거, 오염원 제거 목적) → 증숙(90~98℃, 1~3시간; 전분의 호화, 산화효소 파괴, 갈색화반응, 새로운 유효성분 생성 목적) → 1차 건조 (45~55℃, 수분함량 15~18%까지 건조) → 2차 건조(열풍 및 일광건조, 수분함량 15% 내외 건조, 장기저장 목적) → 최종 홍삼제조

*증숙된 수삼은 전분이 많아서 미생물 중 곰팡이가 쉽게 발생하므로 주의

홍삼의 등급별 종류: 천삼(天蔘), 지삼(地蔘), 양삼(良蔘), 절삼(切蔘), 미삼(尾蔘)

건조된 홍삼은 치미(治尾)[22], 정형(定形) 및 선별(등급, 편급)과 습점(濕霑)[23], 압착단계를 거쳐 홍삼제품을 최종포장한다[최신고려인삼 1996]. 홍삼은 품질의 등급에 따라 천삼(天蔘, 1등급), 지삼(地蔘, 2등급), 양삼(良蔘, 3등급), 절삼(切蔘), 미삼(尾蔘)으로 구분한다. 천삼은 홍삼 중 품질이 가장 우수한 특상품으로 내용조직이 치밀하고 외형이 가장 좋은 것을 말한다. 이때 몸통은 균열과 흠집이 없고 다리는 1개 이상 잘 발달되고 내부조직은 치밀 견고하되 머리(腦頭)밑 10mm 이하 부분을 사선으로 절단하였을 때 내공(內空)[24] 및 내백(內白)[25]의 직경이 0.5mm 이하로 보이지 않고 표피는 황피(黃皮)[26], 백피(白皮)[27]가 전체면적의 1/4 이하인 것을 말한다. 지삼은 천삼 다음의 등급으로 상품이며 외형과 내용조직이 천삼에 비해 약간 미약한 것을 말한다.

[22] 치미(治尾): 홍삼 몸통에 붙은 잔뿌리(지근, 세근)을 미리 잘라서 떼어내는 작업

[23] 습점(濕霑): 높은 온도와 습도로 수분함량을 높고 고르게 하여 하는 가공

[24] 내공(內空): 홍삼의 내부에 크기가 일정하지 않은 빈공간

[25] 내백(內白): 홍삼으로 제조하고 난뒤 절단하였을 때 유백색으로 남아있는 부분

[26] 황피(黃皮): 적변삼(생리장애)에 의해 표피가 황색인 것

[27] 백피(白皮): 표피가 적갈색을 띠지 않고 주름이 생기며 미백색인 것

몸통은 균열과 흠집이 1/4 이하이며 다리는 1개 이상 잘 발달되어 있어야 하며 내부조직은 치밀, 견고하며 뇌두밑 10mm 이하 부분을 사선으로 절단시 내공, 내백의 직경이 2.0mm 이하로 황피, 백피가 전체 표면적의 1/3 이하인 것을 말한다. 양삼은 지삼 다음의 등급으로 내용조직과 외형면에서 양호하지만 지삼에 비해 약간 미약한 것을 말한다. 몸통은 제한이 없으나 다리가 없거나 불균형하며 내백이 몸통길이의 1/3 이하이거나 내공이 몸통 부위의 1/2 이하이며 황피(黃皮), 백피(白皮), 옹피(翁皮)[28] 등이 전체 표면적의 1/2 이하일 때를 말한다[인삼산업법 2019]. 절삼은 양삼 다음의 등급으로 동체를 이등분하여 자른 것을 말하며 미삼(잔뿌리)은 동체이외의 대미(大尾), 중미(中尾), 세미(細尾) 등의 뿌리를 말한다. 농림축산식품부에서 2019년 발간된 〈인삼산업법(人蔘産業法)〉에서는 홍삼은 내부조직이 치밀하고 병을 앓은 흔적이 없으며 머리(뇌두) 밑 부분을 사선으로 절단했을 때 내공(內空)과 내백(內白)이 없거나 적으며 몸통과 다리가 균형있게 잘 발달 된 것을 양질로 친다[인삼산업법 2019]. 이것은 내부조직이 치밀해야 사포닌, 다당체 등 유효성분이 다량 함유되어 있기 때문이다. 높은 온도로 급속 건조하거나 건조작업이 부실할 경우에는 내용조직이 치밀하지 못하다.

내공(內空)과 내백(內白)

홍삼의 품질은 우선 수삼의 외적 품질상태 즉, 크기, 체형, 병충해를 받은 정도와 밀접한 관계가 있다. 그 다음으로 수삼을 홍삼으로 제조하는 증삼, 건조 공정 등과 연관되어 있다. 홍삼의 등급결정에

---

28 옹피(翁皮): 홍삼표피가 쭈글쭈글 한 것

영향을 미치는 요인은 외형적으로 내공, 내백, 균열, 체형, 색상 등이며 그 중에서도 내공, 내백, 체형이 가장 큰 영향을 미친다. 내공이란 홍삼의 내부에 크기가 일정하지 않은 빈공간을 말하는데 주로 동체의 굵기가 큰 대편삼에서 많이 나타나고 있다. 홍삼의 품질을 나쁘게 하는 다른 요인은 내백이다. 내백은 수삼상태에서 육안으로 구별이 불가능하지만 홍삼으로 제조하고 난 뒤 횡단면으로 절단했을 때 갈변이 일어나지 않고 유백색으로 남아있는 부분을 말한다. 홍삼의 내백은 인삼의 재배시 평균기온차이(산지별), 토질, 낙엽시기, 광량 등의 차이에 의해 달라진다. 내백부위는 정상부위에 비해 총당, 환원당, 조단백질, 비중 등이 적게 나타나며(표 3) 내백의 생성원인은 재배환경에 의한 생리적 저장물질의 결핍 때문이라고 추정되고 있다.

[표 3] 정상부위와 내백(內白) 특성비교

성분	정상부위(%)	내백부위(%)
수분(moisture)	8.17	8.13
총환원당(total reducing sugar)	72.96	57.69
환원당(reducing sugar)	18.78	15.57
전분(starch)	48.76	37.91
조단백(crude protein)	10.24	7.62
조지방(crude fat)	1.25	2.37
회분(ash)	3.50	3.79
조사포닌(crude saponin)	4.26	4.83
50% EtOH extract	34.91	35.54
비중(specific gravity)	0.7903	0.3913
조섬유(crude fiber)	7.79	23.75
아밀로스/아밀로펙틴 비율 (amylose/amylopectin)	28/72	20/80

*출처: 고려인삼 1993

GMP 도입

최근에는 복용의 편리성과 소비자의 기호를 충족시키기 위해 다양한 가공제품이 개발되고 있다. 홍삼은 세계 각국에서 건강식품뿐만 아니라 의약품으로 분류하고 있는 곳도 많다. 한국에서 홍삼제품은 대부분 건강기능식품으로 판매되고 있는데 건강기능식품의 경우 GMP[29] 인증된 제조소에서만 생산이 가능하다. 한국에서 최초 GMP가 도입된 이유는 홍삼이 일부 국가에서 의약품으로 인증되었기 때문에 의약품 제조에 대한 규정인 GMP가 한국에도 필요히게 되었다. 두번째 이유는 홍삼에 대한 건강식품의 품질보증을 위해서 도입되었다. 의약품 및 건강식품의 효능은 의약품 〉 건강기능식품 〉 일반식품의 순으로 뛰어나다고 볼 수 있다. 의약품은 그 약효는 뛰어나지만 상대적으로 안전성 측면에서는 취약하며, 일반식품은 안전성은 뛰어나지만 효능 측면에서는 의약품 및 건강기능식품에 비해 약하다. 그러나 건강기능식품은 약효 및 안전성은 중간정도라고 말할 수 있다. 따라서 건강기능식품은 유효성(efficacy) 못지않게 안전성(safety), 안정성(stability)이 중요한 요소가 되는 것이다. 홍삼제품은 원료부터 여러 단계의 공정을 거쳐 제조되므로 최종제품에 대한 한정된 검사만으로는 완전한 품질보증(品質保證, quality assurance)이 이루어지지 않는다. 따라서 건강기능식품은 모든 공정을 거쳐 품질을 확보하도록 체계적인 품질관리를 규정한 GMP 제도를 따르게 하고 있는 것이다[고려인삼 1993].

[29] GMP(good manufacuring practice): 우수 의약품 제조 및 품질관리에 필요한 준수 사항

지표성분의 도입

고려인삼 및 홍삼의 국내 규격은 농산물(뿌리삼), 식품, 의약품 어디에 속하느냐에 따라 기준규격에 차이가 있다. 농산물일 경우 인삼산업법(인삼 및 홍삼의 뿌리삼 원료기준규격)에서는 Rg1≥0.1%, Rb1≥0.2%(HPLC/UV법) 이다. 건식공전에서는 인삼은 Rb1+Rg1 = 0.8~34mg/g이며 홍삼은 Rb1+Rg1+Rg3=2.5~34mg/g 이다. 이들이 원료성 제품으로 사용될 경우에는 표시량 이상이어야 하며 제품성 제품의 경우에는 80% 이상을 충족하여야 한다. 또한 일반 식품으로 인삼 및 홍삼이 원료로 사용될 경우 인삼은 조사포닌 70mg/g 이상, 홍삼은 80mg/g 이상으로 표시되고 있다. 일반식품의 경우 조사포닌의 함량표시가 용매분획법으로 분석자에 따라 차이가 발생할 가능성이 높으므로 최근 분석기기(HPLC)[30]의 도입으로 건식공전에서와 마찬가지로 진세노사이드로 기준규격을 도입하자는 논의는 있지만 아직까지 확정된 사항은 아니다. 의약품으로 사용될 경우 인삼 및 홍삼(Panax ginseng)의 규격은 전 세계적으로 다소 차이가 있는데 지표성분인 진세노사이드의 함량에 따라 세계 각국의 약전규격을 설정하고 있다. 대한민국 약전(KP) 및 일본약전(JP)에서는 인삼과 홍삼 모두 Rg1≥0.1%, Rb1≥0.2% 이다. 중국약전(CP)에서는 인삼은 Rg1+Re≥0.3%, Rb1≥0.2%, 홍삼은 Rg1+Re≥0.25%, Rb1≥0.2% 이다. 미국약전(USP)에서는 인삼과 홍삼 모두 Rg1≥0.1%, Rb1≥0.2%이며, EU약전에서는 인삼(홍삼 포함)에서는 Rb1+Rb1≥0.4% 이다. 다만, CODEX[31]에서는 인삼

[30] HPLC(high performance liquidnchromatography): 고성능액체크로마토그라피, 용액 중의 유기화합물을 분리하여 측정하는 기기

[31] CODEX(Codex Alimentarius): 국제식품규격, 세계보건기구(WHO), 유엔식량농업기구

(홍삼포함)에서 Rb1과 Rf가 검출되어야 한다고만 기술하고 있다.

대한민국 식품법률 지표성분

- 인삼산업법(농산물)
  인삼 및 홍삼 뿌리삼 원료규격: Rg1≥0.1%, Rb1≥0.2
- 건식공전(건강 기능식품)
  인삼: Rg1+Rb1=0.8 mg/g, 홍삼: Rg1+Rb1+Rg3=2.5~34 mg/g
  *원료성 제품은 표시량 이상, 제품성 제품은 80% 이상
- 식품공전(일반식품)
  인삼(원료): 조사포닌 70 mg/g, 홍삼(원료): 80 mg/g

세계약전 지표성분규격

- 대한민국 약전(KP)
  인삼: Rg1≥0.1%, Rb1≥0.2%, 홍삼: Rg1≥0.1%, Rb1≥0.2%
- 일본 약전(JP)
  인삼: Rg1≥0.1%, Rb1≥0.2%, 홍삼: Rg1≥0.1%, Rb1≥0.2%
- 중국 약전(CP)
  인삼: Rg1+Re≥0.3%, Rb1≥0.2%, 홍삼: Rg1+Re≥0.25%, Rb1≥0.2%
- 미국 약전(USP)
  인삼: Rg1≥0.1%, Rb1≥0.2%, 홍삼: Rg1≥0.1%, Rb1≥0.2%
- 유럽(EU) 약전
  인삼(홍삼포함): Rb1+Rb1≥0.4%
- CODEX
  인삼(홍삼포함): Rb1과 Rf 검출되어야함

(FAO)가 공동으로 운영하는 국제식품규격원회에서 식품의 소비자건강보호와 국제교역 촉진을 목적으로 제정한 국제식품기구

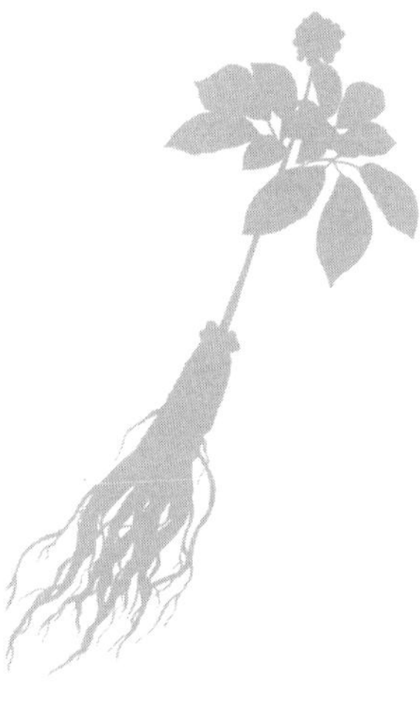

제4장

화학성분

1. 사포닌(진세노사이드)
2. 비사포닌
   (1) 폴리아세틸렌
   (2) 다당체 성분
   (3) 알기닌 및 아미노당
   (4) 페놀성분
   (5) 단백질
   (6) 향기성분
   (7) 홍삼오일

고려인삼은 타국삼에 비해 사포닌 함량이 풍부하고 다양하다. 인삼의 약리 활성성분은 사포닌과 비사포닌성분으로 구분할 수 있다. 인삼사포닌은 인삼의 배당체란 의미로 진세노사이드로 불리며, 다른 식물체 유래 사포닌과 달리 적혈구 용혈작용이 없고 우수한 기능성을 보인다. 또한 인삼에는 사포닌성분 이외에도 폴리아세틸렌, 산성다당체, 아미노당, 열안정성 단백질 등 유효성분이 다량 포함되어 있다. 전세계 인삼종류별 분리된 진세노사이드 성분을 비교해 보면 고려홍삼은 43종, 고려백삼은 25종, 화기삼은 13종, 전칠삼은 15종 함유하고 있는 것으로 나타나서 고려인삼은 타국삼 대비 진세노사이드 종류와 개수가 가장 많다.

제4장 화학성분

1960년대 초부터 일본학자들이 인삼에서 사포닌(saponin)을 순수하게 분리하기 시작하였고 1971년 Nagai 등이 ginsenoside-Rg1의 화학구조를 최초로 규명한 이래 최근까지 많은 연구를 통해 사포닌 성분이 계속 분리되고 있다. 사포닌 이외 비사포닌 성분인 다당체, 폴리아세틸렌계, 페놀계 화합물, 정유성분, 펩타이드, 알칼로이드 등의 성분도 분리되어 연구되고 있다(표 4).

[표 4] 고려인삼의 화학성분

<table>
<tr><td rowspan="6">유기물</td><td>사 포 닌
(3-6%)</td><td>○ 프로토파낙사디올계 사포닌
○ 프로토파낙사트리올계 사포닌
○ 올레아넨계 사포닌</td></tr>
<tr><td>함질소화합물
(12-16%)</td><td>○ 단백질 ○ 아미노산 ○ 펩타이드
○ 핵 산 ○ 알칼로이드</td></tr>
<tr><td>지용성성분
(1-2%)</td><td>○ 지 질 ○ 지방산 ○ 정 유
○ 식물스테롤 ○ 유기산 ○ 페놀계 화합물
○ 폴리아세틸렌 ○ 테르페노이드</td></tr>
<tr><td>비타민
(0.05%)</td><td>○ 수용성 비타민</td></tr>
<tr><td>탄수화물
(60-70%)</td><td>○ 다당류 ○ 3당류 ○ 2당류
○ 단당류 ○ 조섬유 ○ 펙 틴</td></tr>
<tr><td>무기물</td><td>회 분
(4-6%)</td><td>○ 무기실</td></tr>
</table>

*출처: 최신고려인삼(한국인삼연초연구원) 1996
*성분: 인삼은 수분 9~11% 함유한 것으로 가정한 후 함량계산

고려인삼은 타국삼에 비해 사포닌 함량이 풍부하고 다양하다. 중국, 일본에서도 고려인삼(Panax ginseng)이 재배되고 있으나 연구결과에 따르면 일본과 중국에서 재배되어 제조된 홍삼은 한국홍삼에 비해 전체 사포닌 함량이 떨어지는 것으로 나타났다[고려인삼 1993]. 이것은 같은 종의 식물이라도 재배환경에 따라 사포닌 성분 및 함량의 패턴이 달라질 수 있기 때문이다. 앞서 설명한 바와 같이 홍삼과 백삼의 가공목적은 주로 수삼의 장기 보관 및 유통과정 중 변패방지이다. 그런데 제조방법의 차이에 의해서 외관색상은 물론 향미와 화학적 내용성분의 변화도 발생한다. 이러한 홍삼과 백삼의 차이를 비교하면 **표 5**와 같다.

[표 5] 홍삼과 백삼의 성분

항목	홍 삼	백 삼
색상	농다갈색	유백색
사포닌	○ginsenoside-Rh1,Rh2등 생성 ○ginsenoside 열에 의한 변환	○malonyginsenoside-Rb1, Rb2 Rc, Rd 존재 ○malonylginsenoside는 수용성, 열에 불안정, 60~70℃ 이상 열처리시 ginsenoside 변환
산성다당체	7~8% 존재	2~3% 존재
전분	호화된 상태	생전분 상태
효소	모두 실활(失活;활성잃음)	α-amlylase, invertase 등 거의 모든 효소활성 유지
폴리아세틸렌	0.6~1.0 mg/g	0.1~0.2 mg/g
갈변물질	○백삼보다 분자량이 약간 큰 갈변 물질존재 (melanoidins) ○항산화향기성분 maltol 생성	○갈변물질은 아니고 flavonoid 계통 색소 존재
DPPH에 의한 수소공여능	항산화성 큼	항산화성 작음
혈소판응집 억제효능	크다	작다
내공, 내백	상당히 많이 분포	내공은 홍삼에 비해 매우 적게 분포하고 내백은 발견되지 않음

*출처: 고려인삼 1993

고려인삼의 약리적 활성성분은 크게 사포닌과 비사포닌으로 구분할 수 있다. 인삼의 사포닌은 진세노사이드라고 명명하는데 진세노사이드는 크게 디올계, 트리올계, 올레아넨계로 구성되어 있으며, 비사포닌계 성분에는 폴리아세틸렌, 산성다당체, 아미노당, 말톨 등이 있다. 최근에는 사포닌성분 이외 비사포닌 성분에서도 여러 가지 약리활성이 있다는 사실이 점차 밝혀짐에 따라 이러한 비사포닌 분획물을 중심으로 한 약리활성 연구가 주목을 받고 있다. 물론 인삼에서 발견되는 비사포닌 물질 중에는 다른 생약이나 천연물에서 발견되는 생리활성 물질도 있지만[田中 治 1985], 인삼 특유의 성분으로 약리활성을 나타내는 성분들도 있다. 이러한 사포닌과 비사포닌 연구는 인삼성분의 유효성과 함께 인삼효능의 다양성을 이해하는데 크게 기여하고 있다(**그림** 11, **표** 6, 7, 8).

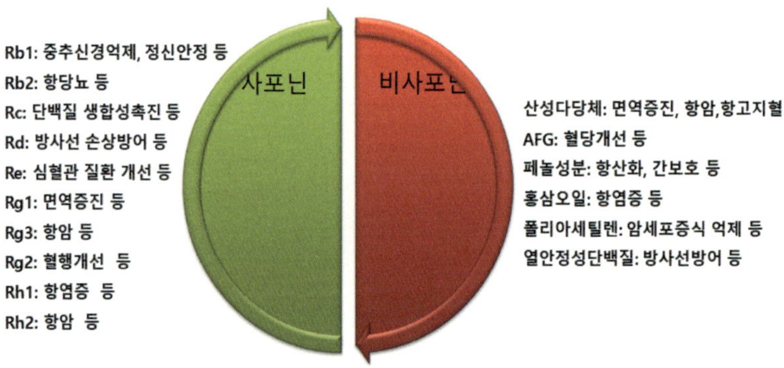

[그림 11] 홍삼 화학성분별 주요한 효능

[표 6] 홍삼의 주요한 화학성분 및 효능

구분	유효성분	효능
신세노시이드 성분	Ro	알코올해독, 항간염, 항염증 작용
	Rb1	중추신경 억제, 해열진통, 간 기능보호
	Rb2	항당뇨, 항동맥경화, 간세포증식
	Rc	진통작용, 단백질 및 지질합성 촉진
	Rd	부신피질 호르몬 분비촉진작용
	Re	간 보호작용, 골수세포 합성 촉진작용
	Rf	뇌신경세포 진통작용, 지질과산화 억제
	Rg1	학습기능 개선, 항피로작용
	Rg2	혈소판 응집억제, 기억력감퇴 개선작용
	Rg3	암세포전이억제, 간보호작용, 항암제내성억제
	Rh1	간 보호, 항종양 작용, 혈소판 응집억제
	Rh2	암세포 증식억제, 종양증식 억제
비사포닌 성분	폴리아세틸렌	암세포 증식억제, 항암제 활성증대, 혈전증 예방, 지질과산화 예방
	페놀 화합물	항산화, 노화방지 작용
	신성다당체	면역증강, 고지혈예방, 노화방지, 항암제부작용 억제, 비만증 예방
	열안전성단백질	방사선장애회복촉진 (생존율증가, DNA 손상방어)
	아미노당	혈행개선, 혈당상승억제
	인슐린유사물질	혈당강화

*출처: 고려인삼의 이해 2008년 등 기타자료 취합정리

[표 7] 진세노사이드 성분 및 효능

구 분	형태	성분	약리 효능
진세노사이드	Oleanolic acid계	Ro	항염증작용, 혈전용해작용, 항간염작용
	Protopanaxa-diol계	Rb1	중추신경억제 및 정신 안정작용, 중추성 섭식억제작용, 신경전달물질 분비촉진 작용, 콜레스테롤 대사촉진작용, 핵산, 단백질 및 지질생합성촉진작용, 뇌기능 개선작용, 공격성 행동억제작용, 간장애 보호작용, 항산화 촉진작용
		Rb2	중추신경억제작용, DNA/RNA/단백질/지질 생합성촉진, 항당뇨작용, 당 및 지질대사 촉진작용, 고콜레스테롤 저하 및 항동맥경화작용, 종양혈관신생 억제작용, 질소대사 평형작용
		Rc	중추신경억제작용, DNA/RNA/단백질 생합성 촉진작용, 정자운동성 증진작용
		Rd	방사선 손상방어작용, 신경세포보호 작용, 면역조절작용, 항산화작용
	Diol계 중 홍삼특유성분	Rg3	암세포 전이억제작용, 혈관이완작용, 뇌세포 손상보호작용, 항암제 내성억제 작용, 혈소판 응집억제효과
		Rh2	암세포 증식억제작용, 종양성장 억제 작용
	Protopanaxa-triol계	Re	항당뇨작용, 인슐린저항성감소, 신경세포보호작용, 정자수 및 정력증진, 항산화작용, 심혈관질환 개선
		Rf	항통증작용
		Rg1	중추신경흥분작용, 기억 및 학습기능 증진작용, 뇌세포보호작용, 신경세포증식촉진작용, 항스트레스작용, 스트레스성 섭식장애억제작용, 면역조절, 항피로작용, 혈소판응집억제, 혈관확장작용
		Rg2	혈관성 뇌손상에 의한 기억감퇴개선, 기억학습 개선작용, 신경세포 보호작용, 혈관내피세포 증식촉진작용, 혈행개선
	Triol계 중 홍삼특유성분	Rh1	암세포 분화촉진작용, 항염증
		Rh4	암세포 증식억제작용

*출처: 고려인삼의 이해 2008년 등 기타자료 취합정리

[표 8] 비사포닌 성분 및 효능

구 분	형태	성분
비사포닌	폴리아세틸렌	암세포 증식억제, 항암제 활성증대, 혈전증 예방, 지질과산화 예방
	페놀 화합물	항산화, 노화방지, 간보호 작용
	열안정성 단백질	방사선장애회복촉진(생존율증가, DNA 손상방어)
	인슐린 유사물질	혈당상승 억제
	아미노당[32]	혈행개선, 혈당상승 억제
	홍삼오일	함염증, 병원성미생물 억제
	산성다당체	면역증진, 항고지혈작용, 노화방지, 항암제 부작용 억제, 비만증 예방

*출처: 고려인삼의 이해 2008년 및 기타 논문자료를 취합정리

고려인삼에 대한 과학적 약리성분연구는 1950년대 이후 급속하게 발전하기 시작하여 수천년 동안 알려지지 않았던 신비한 효능과 화학성분의 관계가 밝혀지고 있다. 인삼의 약리효능의 주성분은 사포닌 배당체(配糖體)[33]인 진세노사이드(ginsenoside)와 비사포닌 성분의 대표성분인 다당체(polysaccharide)이며 이외 미량성분들이 생리활성에 작용한다. 사포닌은 유효성분이면서 지표성분으로 알려져 있다. 사포닌의 어원은 그리스어로 거품(sapona)에서 유래된 말로 사포닌의 일반적인 특성은 알콜, 물에 잘 녹고 지속적인 거품이 있으며 생리적으로는 적혈구 용혈작용(溶血作用)과 해독작용이 있다. 화학적으로는 리벨반부차드반응(Liberman-Buchard)에서 적색으로 발색되고

32 아미노당 AFG: arginine fructose-glucose

33 배당체(配糖體): 당의 환원기와 당이나 화합물의 하이드록시기(-OH)가 탈수축합하여 생긴 물질로 모든 식물에 존재함

비당부(sapogenin, aglycone)에 당류가 결합된 배당체이다. 사포닌은 일반적으로 다른 식물체에도 많이 함유되어 있다. 그러나 다른 사포닌과 달리 인삼사포닌은 약성이 매우 온화하고 과량투여에 의한 독성이 없을뿐만 아니라 혈액의 적혈구 용혈작용이 거의 없다. 1963년~ 1965년 고려인삼에서 사포닌의 프로토파낙사다이올(PPD) 및 프로토파낙사트리올(PPT) 기본골격 구조가 최초로 규명된 이래 사포닌의 개별 진세노사이드는 지속적으로 규명되고 있다[Shibata S et al 1962; Shibata S et al 1963; Shibata S et al 1965; Shibata S et al 1966; Tanaka O et al 1967; Shin BK et al 2015]. 한편 인삼의 주요한 비사포닌 성분인 산성다당체는 많은 당(sugar)으로 이루어진 분자량 수만 이상의 화합물로 최근 여러 가지 생리활성이 속속 밝혀지고 있다. 고려인삼으로부터 혈당강하작용(血糖降下作用)을 갖는 파낙산(Panaxan) A~U의 21종이 알려져 있고[Konno C et al 1984; Complication Committee of the Korea ginseng history 2002], 생체에 대한 방어기능을 갖는 다당체(단백질함유 다당체, 항보체활성(抗補體活性) 다당체)도 보고되어 왔다[Han BH et al 1985]. 지금까지 몰랐던 이러한 비사포닌계 화학성분들의 생리효능들이 속속 밝혀지고 있어 우리를 놀라게 한다[고려인삼 1993].

인삼의 사포닌을 진세노사이드라고 부르는 이유

사포닌은 인삼 이외에도 자연계의 동식물에 널리 분포되어 있는데 감초, 콩, 더덕, 도라지 등 500속 이상의 식물에 함유되어 있다. 그런데 인삼 사포닌만을 진세노사이드라고 부르는 이유는 다른 식물유래 사포닌과는 다른 배당체구조를 가지므로 진세노사이드라고 명명하게 되었다. 즉, 진세노사이드(ginsenoside)는 인삼(ginseng)+배당체(glycoside)의 합성어인 셈이다. 일반적으로 식물에 함유된 사포닌을 다량으로 섭취하면 적혈구를 녹이는 용혈작용 등의 독성이 있는데 반해, 인삼의 사포닌은 용혈작용 등의 부작용이 없고, 다량 섭취해도 안전하다. 인삼사포닌이 부작용 없이 다양한 생리활성을 보여주는 이유는 인삼사포닌의 화학구조가 일반 식물 사포닌의 화학구조와는 다른 트리테르페노이드의 담마란 골격을 가진 배당체이기 때문이다.

1. 사포닌(진세노사이드)

인삼사포닌은 인삼에 있는 배당체란 의미로 인삼(ginseng) + 배당체(glycosie)의 합성어로 진세노사이드(ginsenoside)로 불린다(**그림** 12). 다른 식물체 유래 사포닌과 달리 적혈구 용혈작용이 없고 더욱 우수한 약리활성을 보인다. 인삼사포닌 성분, 즉 진세노사이드는 그 화학구조가 당부분(sugar moiety)과 비당부분(non-sugar moiety; aglycone)으로 구성되어 있다. 진세노사이드는 트리테르페노이드(triterpenoids)계 사포닌 배당체로서 비당부분의 하이드록실기(hydroxyl group; -OH)에 글로코스(glucose), 람노스(rhamnose), 아라비노스(arabinose) 등의 당류가 결합되어 있는 구조로 이루어져 있다. 비당부분이 4개의 고리로 이루어진 담마란 타입(dammaren-type)과 5개의 고리로 이루어진 올레아난 타입(oleanane-type)의 사포닌으로 구분된다. 담마란계 사포닌은 다시 비당부분에 2개의 하이드록실기가 붙어있는 프로토파낙사디올(protopanaxadiol; PPD)계 사포닌과 3개의 하이드록실기가 붙어있는 프로토파낙사트리올(protopanaxatriol; PPT)계 사포닌으로 구분된다. 즉, 프로토파낙사디올(PPD) 사포닌은 비당부위 4개 고리의 탄소 3번, 12번 위치에 하이드록실기(-OH)가 2개 붙어 있고, 프로토파낙사트리올(PPT) 사포닌은 비당부위 4개 고리의 탄소 3번, 6번, 12번 위치에 하이드록실기(-OH)가 3개 붙어 있다(**그림** 13). 요약하면 인삼 사포닌은 주로 트리테르페노이드계의 담마란 타입의 사포닌이다. 비당부분인 프로토파낙사디올과 프로토파낙사트리올의 일정한 부위에 글루코스(glucose), 자일로스(xylose), 아라비노스(arabinose), 람노스(rhamnose)와 같은 당류가 에테르 결합을 하고 있는 화합물로서 분자량은 인삼사포닌의 종류에 따라 다소 차이가 있지만 대략 800~1,200 정도 이다.

Ginsenoside = Ginseng + Glycoside

Non-Sugar(aglycone) + Sugar(glycone)

Triterpenoids

Glucose
Arabinose
Xylose
Rhamnose

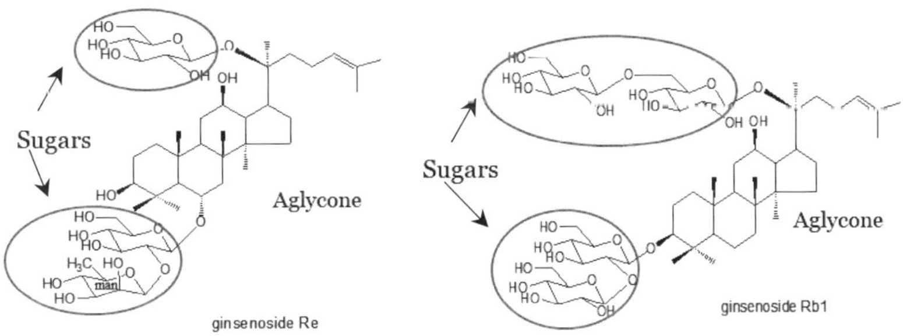

[그림 12] 진세노사이드의 기본구조

*예시: 진세노사이드 Re와 Rb1의 당(sugar; glycone), 비당부위(non-sugar; aglycone)

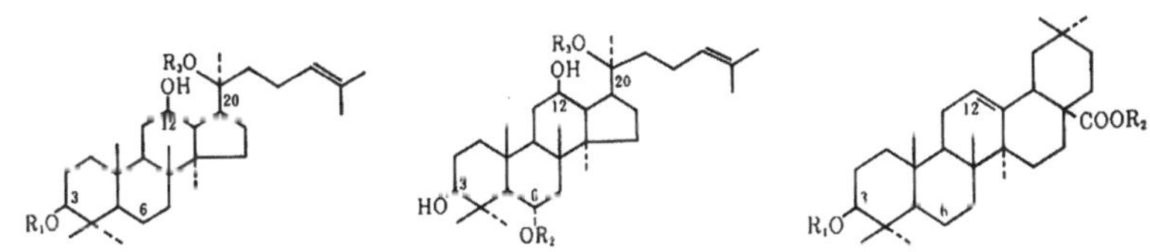

Protopanaxadiol saponin　Protopanaxatriol saponin　Oleanane saponin

[그림 13] 진세노사이드의 기본구조

*출처. 고려인삼 1993년

[표 9] 진세노사이드 기본골격

Ginsenosides	R1	R2	R3
Protopanaxadiol saponin(PPD)			
ginsenoside-Ra1	-Glc-Glc		-Glc-Ara-Xyl
-Ra2	-Glc-Glc		-Glc-Ara-Xyl
-Ra3	-Glc-Glc		-Glc-Glc-Xyl
-Rb1	-Glc-Glc		-Glc-Glc
-Rb2	-Glc-Glc		-Glc-Ara
-Rb3	-Glc-Glc		-Glc-Xyl
-Rc	-Glc-Glc		Glc-Ara
-Rd	-Glc-Glc		-Glc
-Rs1	-Glc-Glc-Ac		-Glc-Ara
-Rs2	-Glc-Glc-Ac		-Glc-Ara
-Rs3	-Glc-Glc-Ac		-H
-Rg3(S,R)	-Glc-Glc		-H
-Rg5	-Glc-Glc		-H
-Rh2	-Glc		-H
malonylginsenoside-Rb1	-Glc-Glc-Ma		-Glc-Glc
-Rb2	-Glc-Glc-Ma		-Glc-Ara
-Rc	-Glc-Glc-Ma		-Glc-Ara
-Rd	-Glc-Glc-Ma		-Glc
quinqueoside-R1	-Glc-Glc-Ac		-Glc-Glc
notoginsenoside-R1	-Glc-Glc		-Glc-Glc-Xyl
Protopanaxatriol saponin(PPT)			
ginsenoside-Re		-Glc-Rha	-Glc
-Rf		-Glc-Glc	-H
-Rg1		-Glc	-Glc
-Rg2(S,R)		-Glc-Rha	-H
-Rh1(S,R)		-Glc	-H
20Glc-ginsenoside-Rf		-Glc-Glc	-Glc
notoginsenoside-Rf		-Glc-Xyl	-Glc
Oleanane saponin			
ginsenoside-Ro	-GlcUA-	-Glc	

*Ara: arabinose, Ac: acetyl, Glc: glucose, GlcUA: glucuronic acid, Ma: malonyl, Rha: rhamose, Xyl: xylose

*출처: 고려인삼 1993

1965년 일본 동경대학 Shibata 교수 등은 얇은막 크로마토그래피(TLC)법에 의하여 13종의 진세노사이느(ginsenoside)들을 순수 분리하였다. 이들이 인삼으로부터 사포닌을 추출하여 분리하는 방법과 TLC에 의해 사포닌을 정성분석 하는 방법을 요약하면 다음과 같다. 먼저 인삼에 80% 메탄올(MeOH) 용액을 가하여 수욕조(water bath)에서 환류추출한 다음 여과하고, 잔류물에 다시 80% 메탄올 용액을 가해 다시 추출 여과(보통 2회 반복)하여 여액을 모은 후 이를 감압(減壓) 농축하여 농축액을 만든다. 이를 일정량의 증류수에 녹여 에테르(ether)를 가해 2회 반복 추출하여 기름 성분(에테르층)을 제거한 후 물층을 수포화 부탄올(water saturated n-BuOH) 용액으로 4회 정도 추출하여 수포화 부탄올 층을 모두 합해 조사포닌을 얻는다. 증류수로 다시 씻은 다음(유리당 제거 목적), 이 물포화 부탄올 층을 감압농축하면 일반적으로 적황색을 띠는 분말상의 조사포닌(crude saponin)을 얻을 수 있다. 조사포닌 중 진세노사이드(ginenoside)를 확인을 위해서는 위에서 얻은 조사포닌(crude saponin)의 일정량을 메탄올에 용해시켜 실리카 겔(silica gel)판에 점적(spotting)하고, 전개용매로 n-부탄올: 초산에틸: 물(5: 1: 4, v/v)은 위층으로 전개하든지 또는 클로르포름: 메탄올: 물(65: 35 10, v/v)은 아래층으로 하여 전개시킨다. 전개가 끝나면 황산용액(30%)을 분무하고 110℃에서 약 10분간 가온하여 발색시키면 각각의 분리된 사포닌의 스포트(spot)를 확인할 수 있다[Ando et al 1979]. 이러한 인삼 사포닌성분의 성성 확인법은 HPLC나 UPLC 같은 분석기기가 도입되기 전에는 인삼제품의 품질관리(QC)에 널리 이용되었다. **그림 14(A)**에서 보는바와 같이 진세노사이드는 얇은 막 크로마토그램(TLC) 상의 이동거리(Rf값)의 차이에 따라 아래쪽부터 위로 향해 ginsenoside-Rx로 명명한다. 여기서 "ginsenoside"라는 말은 인삼에 함유된 배당체라고 해서 붙여진 이름이고, "R"은 Radix 혹은 Root, 즉 뿌리라는 뜻이다. 또한 "x"는 시작점인 스포트(spot)의 이동거리에 따라 아래쪽에서부터 o, a, b, d, e, f, g, h 등의 순서로 이름을 붙인 것이다. 제일 밑의 "o"는 oleanolic acid의 준말이다[고려인삼 1993].

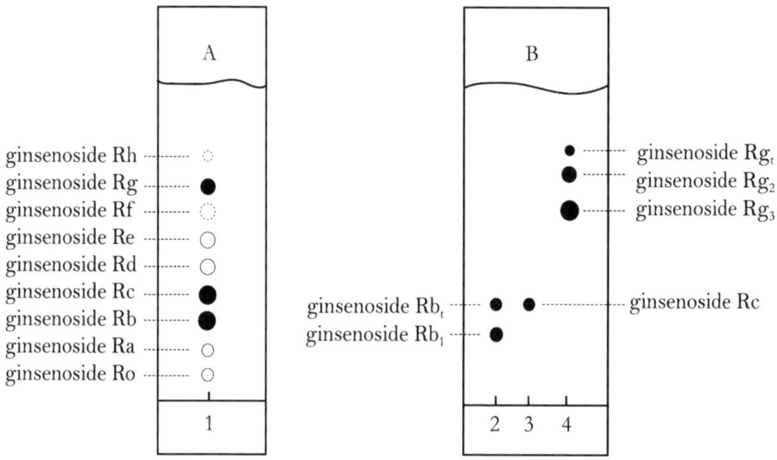

[그림 14] 인삼사포닌의 얇은막 크로마토그래피(TLC)

① crude saponin ② ginsenoside-Rb1 + ginsenoside-Rb2
③ ginsenoside-Rc ④ ginsenoside-Rg1 + ginsenoside-Rg2 + ginsenoside-Rg3 시료
A: 전개용매 : n-부탄올-초산에틸-물(5: 1: 4, v/v)의 위층
B: 전개용매 : 클로로포름-메탄올-물(65: 36: 10, v/v)의 아래층

하지만 최근에는 분석기기의 발달로 얇은막 크로마토그라피(TLC) 대신에 HPLC(high performance liquid chromatography), UPLC(ultra high performance liquid chromatography) 등을 이용하여 정성 및 정량 분석을 동시에 실시할 수 있다. 다음은 TLC와 HPLC를 이용하여 분석한 예시를 나타낸 그림이다(**그림 15 및 16**).

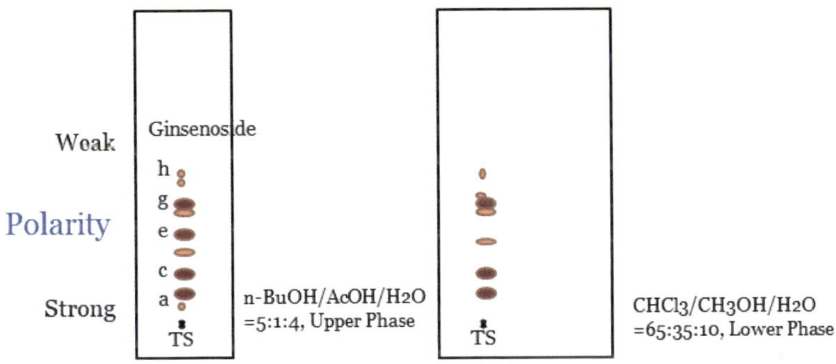

[그림 15] 전개용매별 인삼사포닌의 얇은막 크로마토그래피(TLC) 분석

*예시: Total saponin(총사포닌)을 사용하여 TLC로 분석(KGC인삼공사 연구원) 제공

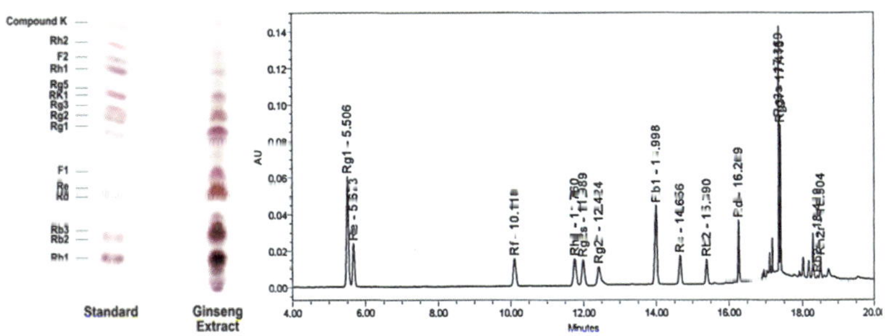

[그림 16] 진세노사이드 TLC 및 HPLC 분석

*예시: 홍삼농축액 시료를 사용하여 분석(KGC인삼공사 연구원) 제공

또한 현대적 고성능 분석기기(UPLC-MS, GC-MS, Q-TOF, NMR)의 발달로 인해 홍삼으로부터 신규 진세노사이드가 속속 발견되고 있다. 진세노사이드는 상술한 바와 같이 프로토파낙사디올(Diol)계, 프로토파낙사트리올(Triol)계, 올레아넨(Oleanane)계로 구분할 수 있다. 주로 디올계는 중추신경 억제작용을 하고 트리올계는 중추신경 흥분작용을 하는 등 체내에서 상보적 작용을 하는 것으로 알려져 있다[Takaki et al 1974; 최신고려인삼 1996]. 화학성분의 구성을 살펴보면 고려인삼은 디올계와 트리올계 사포닌의 비율이 약 1.5 : 1.0이며 전반적으로 사포닌이 고르게 함유되어 있어 타국삼과 구별된다. 예를 들면 화기삼(Panax quinquefolius)은 디올계 사포닌인 Rb1에 편중돼 있어 이 성분이 전체 사포닌의 49.1%를 차지할 정도로 고려인삼에 비해 디올계 사포닌의 함량이 높다. 고려인삼은 디올계 사포닌뿐만아니라 항피로, 항스트레스, 기억 및 학습기능 개선, 간기능 보호, 방사능 방어효과 등을 갖는 트리올계 사포닌이 화기삼에 비해 많이 함유되어 있다. 또한 사포닌 이외의 비사포닌 유효성분도 풍부하다. 홍삼에는 혈당강하, 면역기능 증진, 항고지혈 효과를 나타내는 산성다당체성분(RGAP, red ginsseng acidic polysaccharide)도 함유되어 있다. 약 20여종 이상의 폴리아세틸렌 성분도 함유되어 있는데, 이러한 화합물은 암세포에 대한 증식억제 작용, 항혈소판 작용과 항산화 활성을 가지고 있다[생활속의 고려인삼 2010].

진세노사이드 생합성

인삼에는 탄수화물, 함질소화합물(단백질, 펩타이드), 지질, 무기질, 비타민 등 다양한 성분들이 함유되어 있다. 또한 진세노사이드, 폴리아세틸렌, 페놀화합물, 알칼로이드, 리그난 등 여러가지 생리활성물질도 함유되어 있다. 탄수화물, 단백질 및 지질은 식물의 1차 대사산물로서 인삼이 생장하는데 필요한 영양성분을 제공한다. 이에 비해 진세노사이드, 폴리아세틸렌, 알칼로이드 등은 2차 대사산물로서 인삼의 생육조건이 열악해지거나 병해충의 침입을 받을 때 이에 대응하기 위하여 식물체내에서 생성되는 일종의 타감물질(phytoallexin) 혹은 파이토케미컬(phytochemical)이라고 할 수 있다. 이들은 일반적으로 식물체의 생장점에서 생합성된 후 다른 부위로 이동되어 축적되거나 다른 물질로 전환된다. 인삼의 경우에도 진세노사이드, 폴리아세틸렌, 알칼로이드 등이 생장점에서 생합성된 후 여러부위로 이동되어 축적되거나 다른 물질로 전환된다. 최근 인삼 사포닌의 생합성에 관련된 다양한 유전자가 발굴되었고 발굴된 유전자들의 특성에 대한 연구가 진행되었다[Lee et al 2004; Tansakul et al 2006; Han et al 2006]. 이 결과를 토대로 인삼 사포닌의 생합성 경로를 유추할 수 있다. 일반적인 사포닌의 생합성 경로[Christensen 2008]는 스쿠알렌(squalene)을 전구체로 하여 squalene epoxide효소의 작용에 의해 2,3-oxidosqualene이 생성된 후 다시 여러 중간단계를 거쳐 최종적으로 plant sterol, Dammaren-type triterpene saponin, Oleanane-type saponin 화합물로 생합성된다(http://pcp.oxfordjournals.org/content/45/8/976/F1.expansion).

진세노사이드의 체내 흡수 동태

인삼에 대한 그 동안의 시험관 시험(in vitro) 또는 생체내 시험(in vivo) 결과들이 약리적 및 생리적 의의를 갖기 위해서는 인삼사포닌 성분을 비롯한 기 성분들의 체내 흡수와 동태에 대한 해석과 이해가 필요하다. 이를 위해서 합성된 방사능이 표지된 ginsenoside 분획

1mg(1.58 μCi)을 흰쥐에 경구투여한 실험에서 3시간 후 각 장기의 방사능을 조사한 결과 각 장기로부터의 방사능은 회수되었으나 이때 사포닌이 분해되지 않고 흡수되었는지 또는 부분적으로 분해 및 대사되어 흡수되었는지는 분명치 않았다. 다만 비수용성 분획에서도 많은 방사능이 검출되는 것으로 보아 사포닌 또는 사포닌이 분해된 대사산물이 단백질과 결합된 형태로 존재할 가능성도 있다[Joo 1993]. 하루 굶긴 흰쥐에서 방사능 물질을 표지한 인삼사포닌과 방사능물질이 없는 인삼사포닌 혼합물 0.5mg를 물(1ml)에 녹여 경구투여하고 1시간 후에 도살하여 혈액, 간, 소장의 내용물을 얻은 후 혈청과 간 세포분획 및 소장 내용물의 방사능 분포를 조사한 결과 소장 내용물에서는 투여방사능의 6.23%, 혈청에서는 0.23%, 간에서는 1.31% 회수되었다[Joo 1993]. 또한 간 균질액으로부터 얻은 세포소기관으로부터의 방사능 분포를 살펴보면 간 균질액의 방사능을 100으로 놓았을 때 미토콘드리아는 26.6%, 마이크로좀 분획은 18.1%, 시토졸(cytosol) 분획은 32.6% 분포되어 있었고 핵분획에도 5%정도 분포되었다. 이러한 실험결과로부터 경구 투여한 인삼사포닌은 미토콘드리아, 마이크로좀 뿐만 아니라 핵 내부까지에도 깊이 침투 된다는 사실을 알 수 있었다[Yun et al 1993]. 한편 인삼사포닌 성분의 체내 분해대사 양상에 대한 조사 결과를 보면 인삼의 대표적 사포닌성분인 ginsenoside-Rb1과 ginsenoside-Rg1성분은 사람 장내세균(腸內細菌)들에 의해 소화관내에서 분해되면 그 분해속도는 ginsenoside-Rg1보다는 ginsenoside-Rb1이 빠르다. ginsenoside-Rb1과 ginsenoside- Rg1은 최종적으로 각각 20(S)-protopanaxadiol (PPD) 및 20(S)-protopanaxatriol(PPT)로 대사되어 이들 분해산물들이 약효를 발현할 가능성이 있음이 제시되고 있다[小橋恭一 등

1994]. 장내세균들을 이용하여 인삼사포닌을 첨가 배양하면서 분해 양상을 조사한 결과 ginsenoside-Rb1은 ginsenoside-Rd → ginsenoside→ F2 → Compound K→ PPD로 대사되고(8시간내 Rb은 완전소멸)(**그림** 17), ginsenoside-Rg1은 ginsenoside-Rb1에 비해 느리게 ginsenoside- Rh1을 경유해서 20(S)-protopanaxatriol(PPT)로 대사되는데(**그림** 18) ginsenoside-Rg1은 24시간부터 감소가 시작되어 48시간 후에 완전 소실된다[小橋 등 1994]. 흰쥐를 이용한 in vivo 시험에서 Rg_1은 위(胃)와 인공위액(0.1N-HCl용액)에서 쉽게 가수분해되어 프로사포제닌(prosapogenin)으로 되고 Rg1은 주로 장내에서 분해가 일어난다. Rg1과 Rb1 및 Rb2의 소화관에서 흡수율은 각각 1.9%, 0.1%, 3.7%이었다. 또한 Rg1의 경구투여시(100mg/kg, 랫드)혈청중 농도는 30분 후 최고 수준이고 6시간 후에는 거의 소실되고, 정맥주사시 혈중 소실 반감기는 6.3분으로 조사되었다[Takino et al 1994]. 한편 인공위액(0.1 N-HCl)중에서 Rb1, Rb2, Rc 및 Rd은 Rg3로 변환이 일어나며 이들 PD계 사포닌은 Rg3의 프로드럭(prodrug)[34]으로 작용할 가능성이 시사되고 있다(PD계 사포닌은 in vitro에서 혈소판응집 억제활성이 없으나 Rg3는 활성이 있음)[田村 1994]. 금후 이들 진세노사이드들의 체내흡수 동태연구는 소화관내의 변화 및 흡수대사와 생체내 활성물질의 작용에 대한 이해를 위해 추가적인 연구가 필요하다 하겠다. 아울러 이러한 연구들 수행하기 위해서는 방사능 동위원소 표지물질을 이용한 좀더 광범위한 확장연구도 고려해 보아야 할 것이다.

[34] 프로드럭(prodrug): 자체는 약리활성을 나타내지 않지만 생체내 효소반응에 의해 목적으로 하는 화합물로 변해 약리활성을 나타내는 것

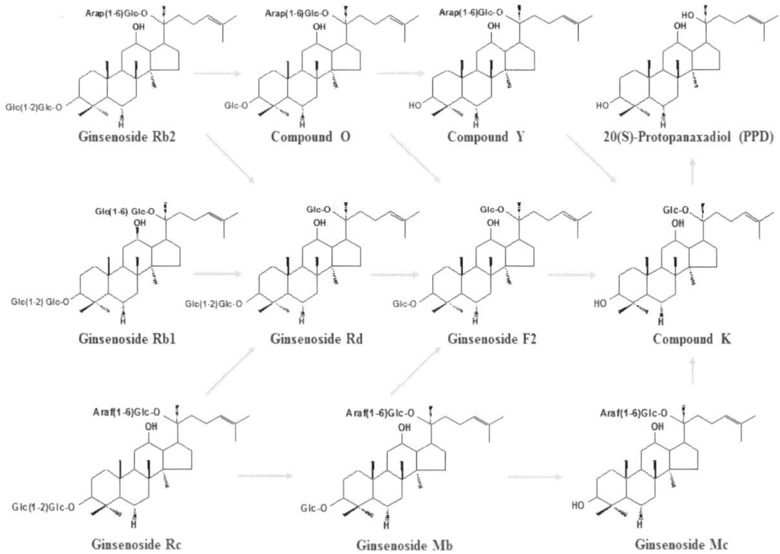

[그림 17] 프로토파낙사디올(PPD) 진세노사이드 전환

*출처: BMC Complementary Altern Med 2013, www.chinaclub.or.kr

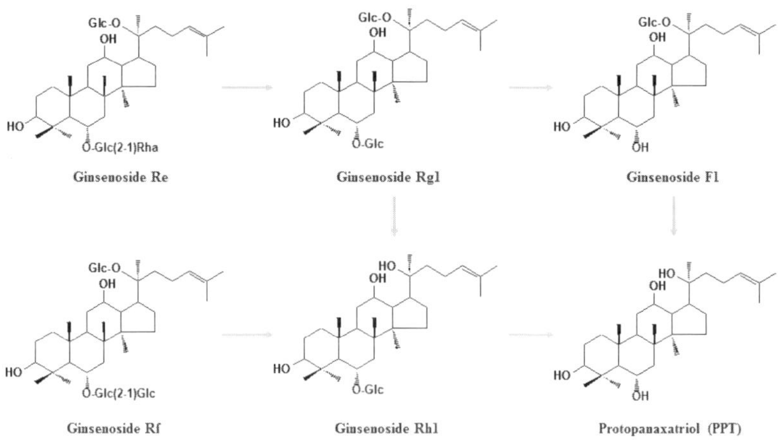

[그림 18] 프로토파낙사트리올(PPT) 진세노사이드 전환

*출처: www.chinaclub.or.kr

세계인삼 종류별 진세노사이드 성분비교

세계 인삼 종류별 분리된 진세노사이드 성분을 비교한 결과 뿌리삼 기준 고려홍삼은 43종, 고려백삼은 25종, 화기삼은 13종, 전칠삼은 15종 있는 것으로 나타났다[한국홍삼인삼과학기술해설서 2014, Shin BK et al 2015]. 이는 고려인삼은 홍삼 및 백삼 모두 타국삼에 비해 진세노사이드 종류와 갯수가 많은 것이다(**표 10**).

[표 10] 세계인삼의 진세노사이드 성분수

구분	고려인삼		화기삼	전칠삼
	홍삼	백삼		
총 진세노사이드 갯수	43	25	13	15

*출처: 최신고려인삼 1996; 한국홍삼인삼과학기술해설서 2014; Shin BK et al 2015 등의 자료를 취합하여 작성
*본자료의 진세노사이드 성분수는 뿌리삼 기준임

세계인삼 종류별 진세노사이드 Rb1과 Rg1 함량비율

인삼의 진세노사이드 성분은 화학구조 특성에 따라 PPD계와 PPT계로 구분되는데, 전술한 바와같이 PPD계(디올계) 사포닌은 진정작용을 나타내고 PPT계(트리올계) 사포닌은 완만한 흥분작용을 나타내는 것으로 알려져 있다. PPD/PPT 비율은 고려인삼은 1.34, 화기삼은 2.07, 전칠삼은 1.04로 화기삼의 PPD/PPT 함량비율이 고려삼에 비해 매우 높은 것으로 보고되고 있다[KO SR et al 1995]. 이는 화기삼에는 PPD 사포닌의 대표적인 진세노사이드인 Rb1 함량이 높은 때문으로 생각되며 이로 인해 고려인삼과 달리 진정작용의 효능이 주로 나타난다[최신고려인삼 1996].

세계인삼 종류별로 PPD계 사포닌과 PPT계 사포닌의 대표적 진세노사이드로 Rb1과 Rg1을 선정한 후 Rb1/Rg1 함유조성 비율을 비교해보면 연구자에 따라 다소 차이는 있으나 고려인삼(백삼, 홍삼)은 평균적으로 1.2 정도인데 반해 화기삼은 8.0, 전칠삼은 0.9 정도로 조성비율에 큰 차이가 있다는 것을 알 수 있다(**표 11**). 특히, 화기삼은 Rg1 함량이 적고 Rb1 함량이 많은 편중적 함량분포를 보이고 있어 절대적인 함량에서는 차이를 나타낸다. 이러한 화기삼의 비율은 고려인삼의 세근(fine root)과 유사한 사포닌 분포양상을 보여주고 있다(**표 16참조**). 추후 이러한 진세노사이드 함유조성 비율차이는 고려인삼과 타국삼을 비교하는 품질지표 자료로서 유용하게 사용될 수 있다. 한편, 고려인삼(백삼, 홍삼)의 PPD계 및 PPT계의 대표적 진세노사이드로는 백삼에서는 각각 Rb1과 Rg1, 홍삼의 경우에는 Rb1, Rg1, Rg3가 보고되고 있다. 따라서 국내에서는 인삼제품(백삼 및 홍삼)의 주요한 품질지료로서 PPD, PPT계 사포닌을 활용하고 있다. 즉, 인삼제품의 경우는 Rb1, Rg1, 홍삼제품의 경우는 Rb1, Rg1, Rg3 를 품질 지표성분으로 이용하고 있는 것이다.

[표 11] 타국삼별 Rb1과 Rg1 함량비율 (Rb1/Rg1)

고려인삼	화기삼	전칠삼
1.33 (0.40/0.30)	8.00 (1.60/0.20)	0.91 (5.20/5.70)
1.33 (0.40/0.30)	9.00 (1.80/0.20)	0.94 (5.27/5.70)
0.89 (0.20/0.23)	4.77 (0.80/0.17)	ND (not determined)
1.23 (0.48/0.39)	10.30 (1.86/0.18)	0.94 (1.89/1.91)
평균 1.20	평균 8.02	평균 0.93

*출처: 최신고려인삼 1996, 田中 等 1985, 森田俊信 等 1984, Josep M Betz et al 1984, 고성룡 등 1995. The values are calculated by the ratio of Rb1/Rg1

고려홍삼과 화기삼의 진세노사이드 조성 및 함량

또다른 고려홍삼과 화기삼의 진세노사이드 조성 및 함량 비교 연구를 살펴보면 화기삼은 Rb1과 Re가 각각 50.5%, 25.9%로 전체의 약 76%를 차지하는 반면 고려홍삼은 Rb1 22.9, Rg1 18.6%, Re 14.8%, Rc 11.9%, Rb2 10.9%로 진세노사이드 분포가 매우 균등한 분포를 보인다(**표 12**).

[표 12] 고려홍삼과 화기삼의 진세노사이드 조성 및 함량비교

(단위: %)

구분	Ra	Rb1	Rb2	Rbc	Rd	Rh2	Re	Rf	Rg1	Rg2	Rg3	Ro	Total
홍삼	3.33	22.90	10.90	11.90	6.67	0.09	14.76	4.28	18.57	3.33	0.95	2.32	100
화기삼	불검출	50.50	1.32	6.86	8.76	불검출	25.86	불검출	4.34	0.53	불검출	1.83	100

*출처: 田中 1985 및 고성룡(Ko SR) 1994 자료를 기초로 작성

이러한 고려홍삼과 화기삼의 진세노사이드 함량 및 패턴을 요약하면 고려홍삼은 진세노사이드 Rg1, Rb1, Rb2, Rc 등의 함량이 높은 반면 화기삼은 진세노사이드 Rb1, Re 함량이 집중적으로 높다. 또한 진세노사이드 Ra, Rf, Rh2, Rg3 성분은 고려삼에서만 검출되고 화기삼에는 없다(**표 12**). **표** 13에 나타낸 바와 같이 진세노사이드 총함량은 고려인삼(백삼, 홍삼 포함)은 약 20~40mg/g 수준, 화기삼 40~60mg/g 수준으로 화기삼이 고려인삼보다 높다. 그러나 비사포닌성분인 산성다당체의 경우에는 고려인삼이 화기삼보다 월등이 높은 함량을 나타낸다(**표 22 참조**). 이상과 같이 화기삼은 비사포닌 성분보다 진세노사이드 특히 Rb1, Re 같은 진세노사이드이 많고 비

사포닌성분이 적은 반면 고려인삼은 진세노사이드 총함량은 적지만 디올계 및 트리올계 진세노사이드가 골고루 분포되어 있으며, 특히 비사포닌성분이 화기삼대비 월등히 높은 특징을 보인다. 디올계(PPD계) 사포닌과 트리올계(PPT계) 사포닌의 함량비(PPD/PPT), 진세노사이드 Rb1과 Rg1의 함량비(Rb1/Rg1), 진세노사이드 Rg1과 Re 함량비(Rg1/Re)등을 고려하면 고려삼과 화기삼은 각각 고유의 사포닌 특성을 가진다.

[표 13] 고려인삼과 화기삼의 사포닌 패턴분석

구분	고려인삼	화기삼
주요 진세노사이드	Rg1, Rb1, Rb2 등	Rb1, Re 등
진세노사이드 Rf	0~2.0 mg/g	불검출
Psudoginsenoside F11	불검출	1.0~2.0 mg/g
진세노사이드 총함량	20~40 mg/g	40~60 mg/g
PPD와 PPT함량비(PPD/PPT)	〈 2.0	〉 2.0
Rb1과 Rg1 함량비(Rb1/Rg1)	〈 5.0	〉 5.0
Rg1과 Re 함량비(Rg1/Re)	〉 1.0	〈 1.0
Rb2와 Rc 함량비(Rb2/Rc)	〉 0.4	〈 0.4

*출처: Qi et al 2011, 한국홍삼인삼과학기술해설서 2014
*고려인삼: 백삼과 홍삼 포함

백삼과 홍삼의 진세노사이드 특성

사포닌의 종류와 갯수를 살펴보면 홍삼은 백삼보나 많은 종류의 ginsenosides를 함유한다. **표 14**에 나타낸 바와 같이 지금까지 밝혀진 진세노사이드 갯수는 홍삼에서 43종, 백삼에서 25종이 보고되고 있다[Shin BK et al 2015]. 이러한 홍삼과 백삼의 사포닌 갯수 차이는 홍삼을 제조과정 중에 수삼의 사포닌 성분이 변화를 거치기 때문이다. 수삼과 백삼에 존재하는 말로닐진세노사이드 malonylginsenoside −Rb1, Rb2, Rc, Rd 들은 일반 ginsenoside와 다르게 수용성이 강하고(일반 ginsenosides는 물에 난용성), 또한 malonyl 기(氣)는 불안정하여 홍삼제조 과정 중 malonyl 기(氣)가 쉽게 이탈 또는 분해되어 각각 홍삼의 ginsenoside-Rb1, Rb2, Rc, Rd로 변환되기 때문이다. 특히, 이들 수삼의 말로닐진세노사이드는 홍삼을 만드는 중 변환하여 홍삼에만 존재하는 20(R)-ginsenoside-Rg2, 20(S)-ginsenoside-Rg3, 20(R)-ginsenoside-Rh1, ginsenoside-Rh2, quinquenoside-R1, ginsenoside-Rs1, ginsenoside-Rs2, ginsenoside-Rs3 등으로 변화된다[Kitagawa et al 1983]. 이것을 확인하기 위해서 동일한 원료수삼을 가지고 각각 백삼과 홍삼으로 제조한 후 진세노사이드 함량을 조사한 결과 백삼보다 홍삼에서 함량이 높았다. 또한 동일한 수삼 시료를 각각 4등분한 후 증숙시간별(1, 2, 3시간) 진세노사이드 종류와 함량을 조사한 결과에서도 수삼보다는 증숙 홍삼에서 주요한 진세노사이드의 갯수와 함량이 증가되었다. 특히 증숙된 인삼에서 디올계 사포닌 갯수(數)와 함량이 증가한 것은 수삼 중에 존재하는 디올계 사포닌인 malonyl-ginsenosides가 증숙처리에 의해 malonyl 기(基)가 떨어지거나 분해되어 사포닌의 변환이 일어나기 때문 임이 증명되었다. 즉 malonyl-ginsenosides-Rb1 → quinquenoside-Rb1 → ginsenoside-Rb1이 되고 malonyl-ginsenosides-Rb2 → ginsenoside-RS1 → ginsenoside-Rb2이 되며 malonyl-ginsenosides-Rc → ginsenoside-Rs → ginsenoside-Rc되고 malonyl-ginsenosides-Rd → ginsenoside-Rd로 변환된다. 수삼의 증숙시간이 길어질수록 malonyl-ginsenoside은 급격히 감소된다[최신고려인삼 1996]. 또한 동일한 수삼을 각각 3등분하여 수삼, 증숙삼, 홍삼을 제조한 후 ginsenoside를 분석한 결과 홍삼에서는 ginsenoside-Rh1, 20(S)-ginsenoside-Rg2, ginsenoside-20(S)-Rg3, ginsenoside-20(R)- Rg3, AF(arginine-fructose), AFG(arginine-fructose -glucose) 등이 신규 생성됨을 알 수 있다[In G et al 2017]. 인삼의 뿌리에 존재하는 주요한 진세노사이드는 ginsenoside-Rb1,-Rb2,-Rc,-Rd,-Re,-Rf,-Rg1 이고, malonyl기를 가지는 진세노사이드는 malonyl-ginsenoside-Rb1, -Rb2,-Rc,-Rd 등 이다. 이들 진세노사이드 함량은 인삼뿌리에 함유되어 있는 진세노사이드 총 함량의 90% 이상을 차지한다[Christensene 2009]. 한편 malonylginsenoside-Rb1,-Rb2,-Rc, -Rd 등 말로닐진세노사이드 4종과 ginsenoside-Ro 및 에스테르 결합을 가지고 있는 진세노사이드 들은 '산성(酸性, acidic)' 진세노사이드로 분류하고, 다른 진세노사이드 들은 모두 '중성(中性, neutral)' 진세노사이드로 분류한다. 이들 주요한 진세노사이드의 구조는 **그림 19**에 나타낸 바와 같다.

[표 14] 고려인삼의 진세노사이드 종류 및 성분수

구분	홍삼	백삼
Ginsenoside	Ginsenoside-Ra1,-Ra2, -Ra3,-Rb1,-Rb2,-Rb3,-Rc, -Rd,-Rg3,-Rh2,-Rs1,-Rs2, -Rs3,-Re,-Rf,-Rg1,-Rg2, -Rh1-Rg5,-Rh3,-Rs4,-Rh4, -Rs6,-Rz1,-Rk1,-Rk2,-Rs5, -Rg6,-Rk3,-Rs7,-Rh5, Ro, Malonylginsenoside-Ra3, -Rb1,-Rb2,-Rc,-Rd,-R4, 20-Gluginsenoside -Rf, Dehydroprotopanaxadiol I, Dehydroprotopanaxadiol II, Dehydropanaxatriol I, Dehydropanaxatriol II	Ginsenoside-Ra1,-Ra2,-Ra3, -Rb1,-Rb2,-Rb3,-Rc,-Rd, -Rg3(s),-Re,-Rf,-Rg1, -Rg2(s),-Rh1(s),-Ro, Malonylginsenoside-Rb1, -Rb2,-Rc,-Rd, Quinquenoside-R1, Koryoginsenose-R1, Koryoginsenoside-R2, 20-Glu-ginsenoside-Rf, notoginsenoside-R1, Polyacetyleneginsenoside-Ro
Total	43	25

*출처: Shin BK et al 2015

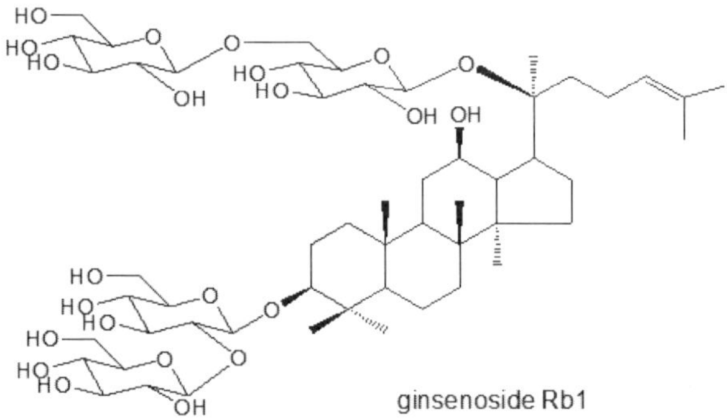

ginsenoside Rb1

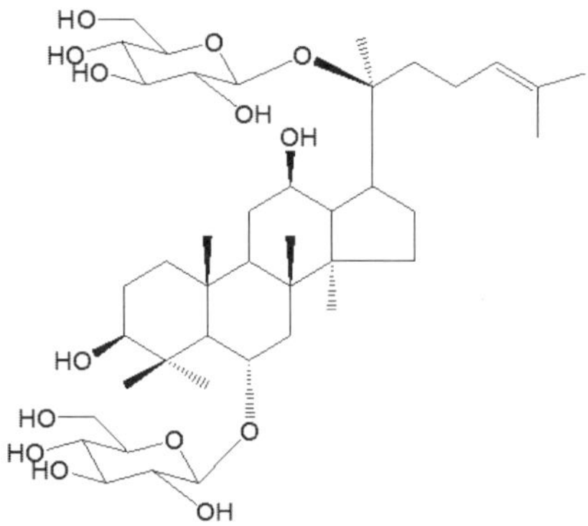

ginsenoside Rg1

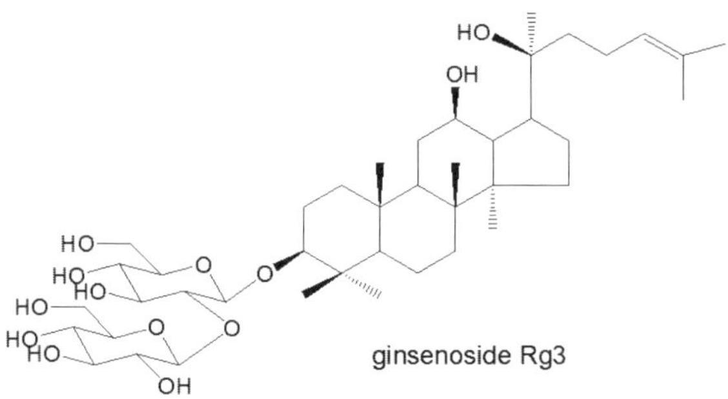

ginsenoside Rg3

[그림 19] 주요한 진세노사이드 구조

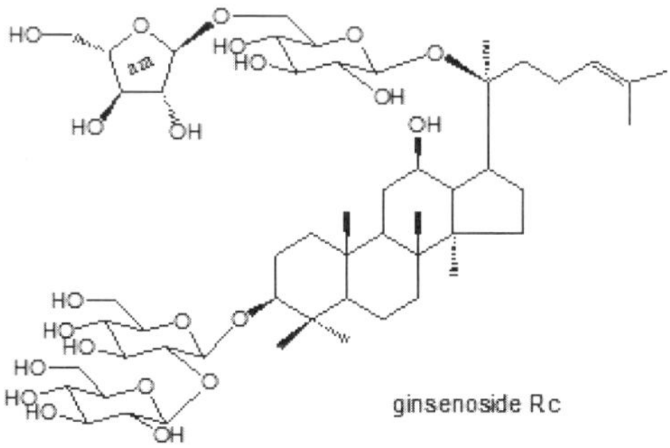

ginsenoside Rc

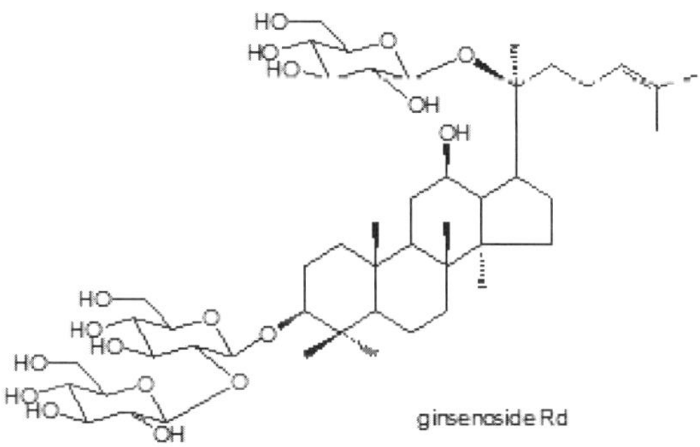

ginsenoside Rd

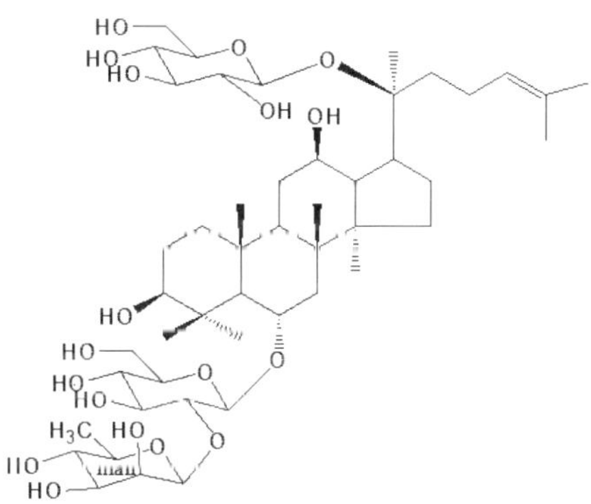

ginsenoside Rc

[그림 19] 주요한 진세노사이드 구조(Continued)

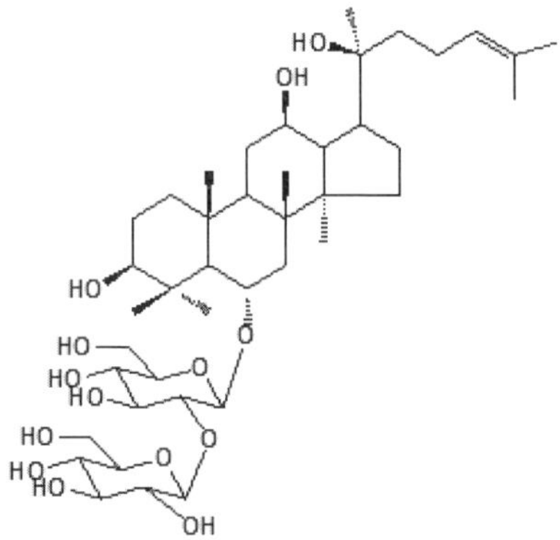

ginsenoside Rf

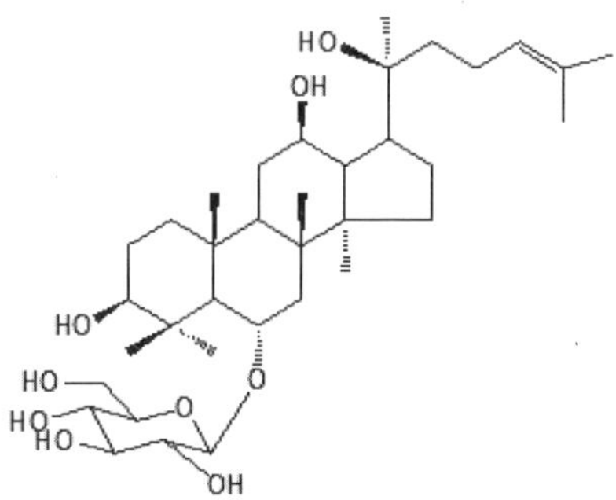

ginsenoside Rh1

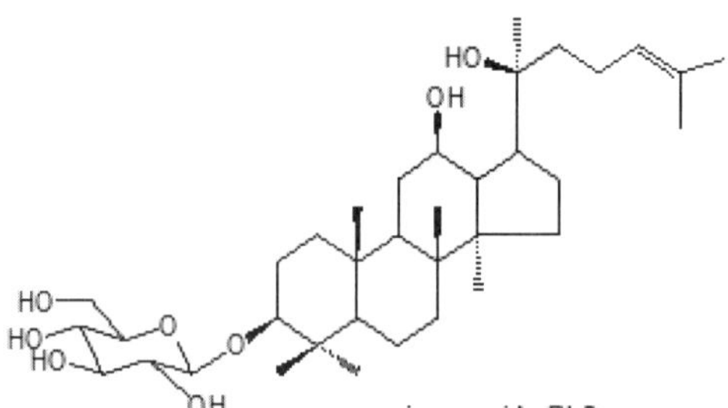

ginsenoside Rh2

[그림 19] 주요한 진세노사이드 구조(Continued)

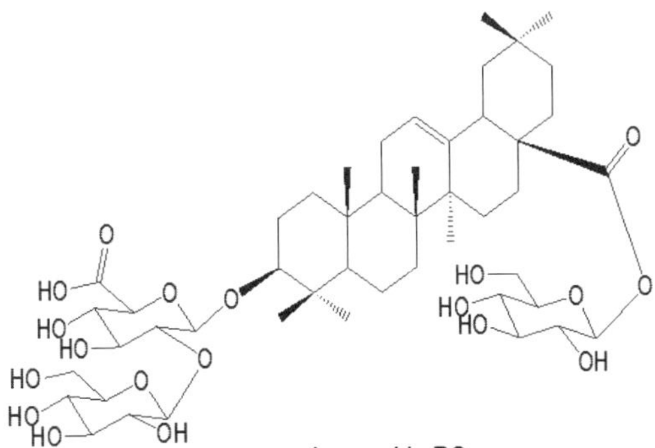

[그림 19] 주요한 진세노사이드 구조(Continued)

*출처: 한국홍삼인삼과학기술해설서 2016

수삼으로부터 홍삼을 제조하는 과정 중에 일어나는 화학적 변화를 정리하면 첫째, 수삼의 malonylginsenoside의 demalonylation, 둘째 ginsenoside의 비당부(非糖部)에 있는 C-20 위치에서 glycosyl 잔기의 이탈, 셋째는 비당부 C-20 위치에 있는 hydroxyl group의 이성체화 등을 들 수 있다. 수삼을 증숙 및 건조하여 홍삼을 제조하면 홍삼에는 새로운 진세노사이드가 생기므로 식약처(KFDA)에서는 품질관리 측면에서 홍삼의 대표적 진세노사이드인 Rg3를 지표성분으로 설정하여 품질관리(品質管理)에 활용하고 있다. 즉, 인삼(백삼)의 지표성분은 진세노사이드 Rg1과 Rb1의 합으로 표시하나, 홍삼의 경우는 진세노사이드 Rg1, Rb1에 홍삼의 특유 성분인 Rg3를 더하여 3종의 합으로 표시한다[건강기능식품공전 2012].

고려인삼 지상부 사포닌

최근에는 인삼의 뿌리보다 인삼의 지상부에서 분리한 새로운 사포닌 화합물들에 대한 연구가 많이 보고되고 있다[한국홍삼인삼과학기술해설서 2016]. 지금까지 인삼의 지상부(잎, 꽃, 열매 포함)에서 보고된 사포닌 화합물들은 약 59종에 달한다(**표 15 참조**). 인삼의 잎에서는 ginsenoside-Rb1, Rb2, Rc, Rd, Re, Rf2, Rg2, Rg2(R), Rg6 이외 ginsenoside-F1, F2, F3와 ginsenoside-Rg7, Rh5, Rh6, Rh7 등이 분리되어 보고되고 있다. 인삼 꽃에서는 인삼잎과 동일하게 ginsenoside-Rb1, Rb2, Rc, Rd, Re, f2이 검출되며 F1계열은 ginseoside-F1 만이 검출되고 floralginsenoside-Ta, Tb, Tc, Td, A, B, D, E 등 floraolginsenoside가 다수 검출된다. 열매에서는 ginsenoside-Rb1은 검출되지 않고 ginsenoside-Rb2, Rc, Rd, Re, Rf2와 floralginsenoside-C, 12,13-epoxyginsenoside-Rg1, dammarane-3β,6α,12β,2O-tetrol 등이 검출된다. 이러한 지상부 사포닌 화합물들은 많은 수가 분리되었지만 이들 진세노사이드의 생리활성에 대해서는 거의 연구된 바가 없으므로 이에 대한 연구는 앞으로 흥미롭다 하겠다.

[표 15] 고려인삼 지상부 존재 진세노사이드

No	진세노사이드	잎	꽃	열매	비고
1	Ginsenoside-Rb1	○	○		Yahara 등(1979)
2	Ginsenoside-Rb2	○	○	○	Yahara 등(1979)
3	Ginsenoside-Rc	○	○	○	Yahara 등(1979)
4	Ginsenoside-Rd	○	○	○	Yahara 등(1979)
5	Ginsenoside-Re	○	○	○	Yahara 등(1979)
6	Ginsenoside-Rf2	○	○	○	Yahara 등(1979)
7	Ginsenoside-Rg2	○			Yang 등(1979)
8	Ginsenoside-Rg2(R)	○			Yang 등(1979)
9	Ginsenoside-Rg6	○			Yang 등(1979)
10	Ginsenoside-M7cd	○			Yahara(1979), Yang(1979)
11	Ginsenoside-F1	○	○		Tung 등(2010)
12	Ginsenoside-F2	○			Yahara 등(1976)
13	Ginsenoside-F3	○			Yahara 등(1976)
14	Floralginsenoside-Ta		○		Tung 등(2010)
15	Floralginsenoside-Tb		○		Tung 등(2010)
16	Floralginsenoside-Tc		○		Tung 등(2010)
17	Floralginsenoside-Td		○		Tung 등(2010)
18	Floralginsenoside-A		○		Yoshikawa 등(2007a)
19	Floralginsenoside-B		○		Nguyen 등(2010b)
20	Floralginsenoside-C			○	Yoshikawa 등(2007a)
21	Floralginsenoside-D		○		Yoshikawa 등(2007a)
22	Floralginsenoside-E		○		Yoshikawa 등(2007a)
23	Floralginsenoside-F		○		Yoshigawa 등(2007a)
24	Floralginsenoside-G		○		Nakamura 등(2007)
25	Floralginsenoside-H		○		Nakamura 등(2007)
26	Floralginsenoside-I		○		Nakamura 등(2007)
27	Floralginsenoside-J		○		Nakamura 등(2007)
28	Floralginsenoside-K		○		Nakamura 등(2007)
29	Floralginsenoside-Ka		○		Tung 등(2010)
30	Floralginsenoside-Kb		○		Tung 등(2010)
31	Floralginsenoside-Kc		○		Tung 등(2010)
32	Floralginsenoside-La		○		Nakamura 등(2007)

[표 15] 고려인삼 지상부 존재 진세노사이드 (Continued)

No	진세노사이드	잎	꽃	열매	비고
33	Floralginsenoside-Lb		○		Nakamura 등(2007)
34	Floralginsenoside-M		○		Yoshikawa 등(2007b)
35	Floralginsenoside-N		○		Yoshikawa 등(2007b)
36	Floralginsenoside-O		○		Yoshikawa 등(2007b)
37	Floralginsenoside-P		○		Yoshikawa 등(2007b)
38	Ginsenoside Ⅰ		○		Qiu 등(2001)
39	Ginsenoside Ⅱ		○		Qiu 등(2001)
40	Ginsenoside-Rg7	○			Dou 등(2001)
41	Ginsenoside-Rh5	○			Dou 등(2001)
42	Ginsenoside-Rh6	○			Dou 등(2001)
43	Ginsenoside-Rh7	○			Dou 등(2001)
44	Ginsenoside-Rh8	○			Dou 등(2001)
45	Ginsenoside-Rh9	○			Dou 등(2001)
46	Ginsenoside-Ki	○			Tung 등(2009)
47	Ginsenoside-Km	○			Tung 등(2009)
48	Dammar-25(26)-ene-3,6,12,20,22,24-hexanol	○			Huang 등(2008)
49	12,13-Epoxyginsenoside-Rg1			○	Wang 등(2008)
50	Hexanordammaran	○			Wu 등(2007)
51	Dammarane-3β,6α,12β,2O-tetrol			○	Zhao 등(2011)
52	20(R)-20,25-dimethoxy-dammarane-3β,12β-diol			○	Zhao 등(2011)
53	20(R)-20-methoxyl-dammarane-3β,12β,25-triol			○	Zhao 등(2011)
54	20(R)-20-methoxyl-dammarane-3β,12β,25-triol			○	Zhao 등(2011)
55	(12R,20S,24S)-20,24:12,24-diepoxy-dammarane-3β-ol			○	Zhao 등(2011)
56	25-OH-PPD			○	Wang 등(2007)
57	25-OH-PPT			○	Wang 등(2007)
58	Isoginsenoside-Rh3			○	Wang 등(2004)
59	Panaxadione			○	Sugimoto 등(2009)

*출처: 한국홍삼인삼 과학기술해설서(성분편) 2016년 자료를 재정리

고려인삼 부위별 진세노사이드 함량분포

인삼의 사포닌 성분은 인삼에만 존재하는 특유성분으로서 유효성분이면서 동시에 지표성분으로 활용되고 있다[식약처 2020]. 그러나 인삼의 유효성분은 사포닌만 있는 것이 아니므로 홍삼제품의 사포닌 함량이 높다고 좋다고 말할 수 없다. 홍삼제품은 홍삼을 원료로 하여 제조하기 때문에 원료의 부위별 함량분포를 아는 것은 적절한 제품 제조와 품질관리 측면에서 매우 중요하다. 日本 근기대학(近畿大學)의 Kubo 교수는 인삼사포닌은 2%(w/v) 에탄올규소텅스텐산(Ethanol silicotungstic acid) 용액과 접촉하면 특이적으로 자주색을 띠다는 사실을 발견하여 수삼의 부위별 사포닌 함량분포를 조직화학적으로 조사한 바 있다. 그 결과 인삼조직별 함량분포를 보면 주피(周皮 Periderm)와 피층(皮層 Cortex)의 외변부에 사포닌이 존재하고 피층과 목부(木部 Xylem)에는 사포닌이 거의 존재하지 않는다[Kubo M et al 1984]. 실제로 인삼(6년근)의 동체를 크게 주피, 피층, 목부의 3부분으로 나눈 후 각 부위의 사포닌 분포양상을 조사한 결과 주피와 피층 부위에서 목부에 비해 사포닌이 다량 함유되어 있었다[Kim MW et al 1987]. 인삼부위별 사포닌 함량은 세근(Fine root) 〉 표피(Epidermis) 〉 뇌두(Rhizome) 〉 지근(Lateral root) 〉 피층(Cortex) 〉 목부(Xylem) 순이었디(표 16).

[표 16] 고려인삼 부위별 진세노사이드 함량

(단위: mg/g)

인삼(6년근)	Ro	Ra	Rb1	Rb2	Rc	Rd	Re	Rf	Rg1	Rg2	Total
뇌두 (Rhizome)	0.08	0.03	1.76	0.67	0.77	0.36	1.14	0.18	0.94	0.13	6.06
표피 (Epidermis)	0.30	0.16	0.83	0.74	0.84	0.25	2.21	0.14	0.86	0.18	7.60
세근 (Fine root)	0.46	0.22	2.18	1.18	1.26	0.41	1.55	0.14	0.76	0.21	8.31
지근 (Lateral root)	0.20	0.09	1.06	0.42	0.53	0.19	0.66	0.12	0.56	0.11	3.94
피층 (Cortex)	0.11	0.04	0.67	0.20	0.28	0.14	0.43	0.09	0.65	0.09	2.70
목부 (Xylem)	0.04	0.02	0.17	0.07	0.08	0.07	0.21	0.05	0.27	0.04	1.02

*출처: Kim MW et al 1987

고려인삼 부위별 총사포닌(총진세노사이드) 함량을 조사한 결과도 세근(8.81%) 〉 지근(3.98%) 〉 동체(2.51%)의 순으로 높았다. 한편 디올계 진세노사이드의 대표적 성분인 Rb1과 트리올계 진세노사이드의 대표적 성분인 Rg1간의 함유비율(Rb1/Rg1)을 부위별 조사한 결과도 세근(2.93) 〉 지근(1.63) 〉 동체(1.09)의 순으로 높았다(**표 17**).

[표 17] 고려인삼 부위별 총사포닌 함량과 Rb1과 Rg1 비율

인삼(6년근)	조사포닌 함량 (%)	총사포닌 (%)	Rb1 (%)	Rg1 (%)	Rb1/Rg1 ratio
동체 (Main root)	4.60	2.51	0.73	0.67	1.09
지근 (Lateralroot)	5.70	3.98	1.14	0.70	1.63
세근 (Fine root)	13.21	8.81	2.11	0.72	2.93

*출처: 최신고려인삼 1996

이러한 결과로부터 미세 뿌리인 세근은 가장 높은 진세노사이드 함량을 나타내며 잔뿌리로 갈수록 진세노사이드 함량은 높다는 것을 유추할 수 있다. 또한 세근은 동체보다 디올계 사포닌인 Rb1의 함량이 트리올계 사포닌인 Rg1 함량보다 높았다. 진세노사이드는 인삼의 2차 대사산물로서 토양과 접하는 뿌리 외층에 주로 존재하며 이는 외부로부터 인삼 자체를 보호하는 일종의 파이토케미컬(Phytochemical)로 생각할 수 있다[Kubo 1984]. 식물에 함유된 사포닌 성분은 식물자체의 방어물질로서 병원성균에 대한 항균작용(抗菌作用)도 가진다[최신고려인삼 1996]. 이러한 의미에서 표피 및 잔뿌리(세근) 부위의 사포닌 함량이 피층 및 목부에 비해 높은 것은 식물자체의 방어기전에 따른 당연한 결과라고 생각된다.

2. 비사포닌

(1) 폴리아세틸렌

인삼의 폴리아세틸렌(Polyacetylene) 성분은 현재 23종이 발견되었는데(**표 18, 그림 20**) 이들 성분은 대부분 암세포의 증식을 억제하는 작용이 있다[한국홍삼인삼과학기술해설서 2016]. 이중 대표적인 홍삼의 폴리아세틸렌 성분은 파낙시돌(Panaxydol), 파낙시놀(Panaxynol), 파낙시트리올(Panaxytriol) 3종 이다[Kitagawa et al 1983]. 이 성분들은 수종의 암세포에 대해 항암 활성을 나타낸다. 예를들어 암세포(B16 melanoma)를 이식한 마우스에 파낙시트리올을 경구투여(60mg/kg)하면 명백한 종양 증식 억제효과를 보인다. 또한 항암제(Mitomycin C, 5-Fu, CDDP)와 병용 투여시에도 강력한 항암활성(抗癌活性)의 증강효과가 일어난다. 이러한 상승효과(synergy effect) 기전은 파낙시트리올 성분이 암세포의 막유동성(膜流動性)을 저하시킴으로써 항암성분이 암세포로의 유입촉진 또는 축적을 증강시키기 때문이다[Katano et al 1988]. 또 다른 파낙시트리올의 암세포 독성 기전은 인체 폐암세포(Breast M25-SF)를 이용한 실험에서 세포의 에너지원인 ATP를 합성하는 미토콘드리아의 호흡억제와 ATP 고갈 등을 야기시켜 암세포의 에너지 balance를 교란시키기 때문이다. 그러나 파낙시트리올은 암세포와 달리 사람 적혈구에 대해서는 세포파괴나 ATP 고갈을 일으키지 않는다[최신고려인삼 1996; Matsunage et al 1989]. 또한 최근 홍삼의 항균성 연구에서 홍삼으로부터 분리된 폴리아세틸렌 성분은 병원성미생물에 대한 항균효과를 보인다고 보고된 바 있다. 파낙시돌(panaxydol)과 파낙시놀(panaxynol)이 여드름균인 Propionibacterium acnes의 성장을 억제

[표 18] 고려인삼 폴리아세틸렌 종류

No	폴리아세틸렌	비고
1	Panaxynol	Kitagawa et al 1983
2	Panaxydol	Poplawski et al 1980
3	Panxaxytriol	Kitakawa et al 1983, Shim et al 1983
4	Acetylpanaxydol	
5	Chloropanaxydol	
6	Heptadeca-1,8-dien-4,6-diyne-3,10-diol	
7	10 Acetylpanaxytriol	
8	Panaxyne	
9	Panaxyne epoxide	
10	Heptadeca-1-ene-4,6-diyne-3,9-diol	Dabrowski et al 1980
11	Heptadeca-3-oxo-4,6-diyne-9,10-diol	Fujimoto et al 1987
12	Heptadeca-1,8-diene-diyne-3,10-diol	Shim et al 1983
13	Ginsenoyne A	Hirakura et al 1991
14	Ginsenoyne B	Hirakura et al 1991
15	Ginsenoyne C	Hirakura et al 1991
16	Ginsenoyne D	Hirakura et al 1991
17	Ginsenoyne E	Hirakura et al 1991
18	Ginsenoyne F	Hirakura et al 1991
19	Ginsenoyne G	Hirakura et al 1991
20	Ginsenoyne H	Hirakura et al 1991
21	Polyacetyleneginsenoside Ro	Zhang et al 2002
22	Panaxfurayne A	
23	Panaxfurayne B	

*출처: 한국홍삼인삼과학기술해설서 2016

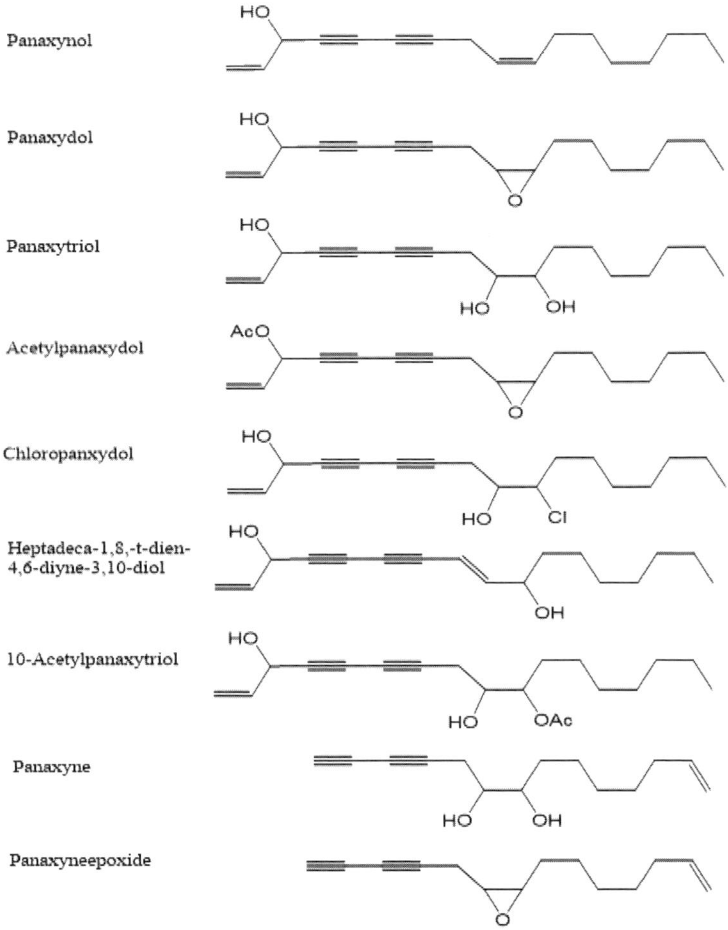

[그림 20] 폴리아세틸렌 구조

*출처: 한국홍삼인삼과학기술해설서 2016

하며[Hou et al 2019], 비사포닌성분(폴리아세틸렌 추정)이 식중독균인 황색포도상구균(Staphylococcus aureus)의 성장을 억제하여 식중독균에 효과를 나타낸다[Kwak et al 2020].

세계인삼 종류별 폴리아세틸렌 함량

인삼의 비사포닌계 성분으로 암세포 증식억제 및 항종양 활성을 나타내는 폴리아세틸렌(polyacetylene) 성분은 고려홍삼이 타국삼보다 높은 함량을 나타낸다. 고려홍삼은 0.89mg/g, 화기삼은 0.64mg/g, 전칠삼은 0.75mg/g 함유되어 있어 고려홍삼 > 전칠삼 > 화기삼 순으로 함량이 높았다(표 19).

[표 19] 타국삼별 폴리아세텔렌 함량

(단위: mg/g)

폴리아세틸렌	고려홍삼	화기삼	전칠삼
Panaxynol	0.18	0.13	0.08
Panaxydol	0.55	0.47	0.563
Panaxytriol	0.16	0.04	0.14
Total(mg/g)	0.89	0.64	0.75
Total(%)	0.089%	0.064%	0.075%

*출처: Han 1992; 최신고려인삼 1996

(2) 다당체 성분

인삼의 다당체성분에 대한 연구는 일본의 Tomoda 등(1984)과 Hikino 등(1985)에 의하여 시작되었다. 이들은 고려인삼으로부터 파낙산(panaxan) A, B, C, D 및 E를 분리하고 그후 파낙산(panaxan) F로부터 파낙산(panaxan) U까지 총 21종의 파낙산을 분리하였다 [Hikino et al 1985]. Tomoda 등(1984, 1985)이 분석한 결과를 보면 이들 다당체성분은 주로 글루코스(glucose), 아라비노스(arabinose), 갈락토스(galactose), 자일로스(xylose), 람노스(rhamnose) 등으로 구성되어 있으며 이중에서 파낙산 A는 분자량이 14,000이고 글루코스 92.1%, 펩타이드 1.7%로 구성되어 있다. 파낙산 B는 분자량이 180,000인 펩티도글리칸(peptidoglycan)으로 글루코스 95.9%와 펩타이드 0.7%로 구성되어 있다. 지금까지 분리된 고려인삼(홍삼 포함)의 다당체 성분은 총 28종 이다(표 20). Okuda 등은 홍삼물추출물로부터 산성다당체를 분리하고 이 성분이 pectin과 유사한 α-1, 4-polygalacturonan 골격을 가지며, 체지방 분해작용과 암환자의 식욕감퇴 및 체중감소를 일으키는 독소호르몬(toxohormone-L)에 대해 길항적 작용을 보인다는 사실을 밝혀냈다. 사실 인삼다당체는 세미(細尾, 잔뿌리)보다 동체에서 함량이 높고 세망내피계(細網內皮系)[35]를 활성화시키고 항보체(抗補體)활성[36]을 갖는다. 또한 항암작용을 비롯하여 다양한 면역조절 작용을 보인다.

[35] 세망내피계(細網內皮系, reticuloendothelial system): 림프절, 지라 골수 등에 들어있는 세망세포나 간, 부신(副腎) 등의 기관 내부의 혈관 내피세포의 총칭.

[36] 항보체(抗補體, anti-complement) 활성: 이상적인 보체(세균, 진균, 약물 등 과도한 외부 항원성 물질과 복합체를 형성하여 용균이나 용해시키는 단백질)활성을 저하시키거나 소실시키는 활성.

[표 20] 고려인삼 다당체 성분

Polysaccharides	M.W	Neutral sugar	Acidic sugar
panaxan A	14,000	glc	-
panaxan B	1,800,000	glc	-
panaxan C	not detected	glc	-
panaxan D	not detected	glc	-
panaxan E	not detected	glc	-
panaxan F	16,000	ara:gal:glc:rha (7:10:11:1)	-
panaxan G	6,600	ara:gal:glc (10:10:12)	-
panaxan H	110,000	ara:gal:rha (7:10:1)	-
panaxan I	74,000	ara:gal (8:10)	galA:glcA (5:10)
panaxan J	37,000	glc	-
panaxan K	1,300,000	ara:gal:rha (16:10:2)	-
panaxan L	80,000	ara:gal (30:10)	galA:glcA (13:10)
panaxan M	90,000	ara:gal:glc:rha:xyl (19:10:1:3:1)	galA:glcA (39:10)
panaxan N	2,900	gal:glc (10:18)	glcA
panaxan O	9,300	ara:gal:glc:rha:xyl (6:10:2:1:2)	galA
panaxan P	2,500	ara:gal:glc:rha (15:10:12:19)	manA
panaxan Q	84,000	gal:glc:man:rha (10:8:6:1)	-
panaxan R	170,000	gal:glc:rha (10:22:6)	galA:glcA:manA (12:10:9)
panaxan S	3,000	ara:gal:glc (10:10:9)	-
panaxan T	11,000	ara:gal (2:10)	galA
panaxan U	2,500	gal:glc (10:26)	-
ginsanan PA	160,000	ara:gal:rha (11:22:1)	galA:glcA (6:1)
ginsanan PB	55,000	ara:gal:rha (3:7:2)	galA:glcA (8:1)
ginsanan S-IA	56,000	ara:gal (8:8)	galA (1)
ginsana S-IIA	100,000	ara:gal:glc (15:10:2)	galA (5)
ginsan(WhiteG)	150,000	gal:glc	galA (43)
RGAP(Red G)	12,000 450,000	glc:gal:rham:ara	glcA+galA (57)

*출처: The Korean Ginseng Research and Industry 2010, Parenthesis; %

일반적으로 다당체는 중성다당체(neutral polysaccharide)와 산성다당체(acidic polysaccharide)로 나뉘어진다. 이중 산성다당체는 갈락투론산(galacturonic acid), 글루쿠론산(glucuronic acid), 마누론산(mannuronic acid) 등의 산성당 함량이 50% 이상 함유된 분자량 10,000~15,000 이상의 다당체이다. 산성다당체는 중성다당체에 비하여 면역체에 미치는 영향이 크다. 백삼 물추출물로부터 분리된 진산(ginsan)은 Th1 세포와 대식세포(macrophage)가 분비하는 자연살해세포(natural killer cell)을 활성화시킴으로서 암세포를 사멸한다[Lee YS et al 1997]. 홍삼산성다당체(RGAP, red ginseng acidic polysaccharide)는 백삼다당체와 유사한 방식으로 대식세포(macrophage) 및 자연살해세포를 활성화시켜 항암작용을 나타내며 면역증강 효과를 나타낸다[Byeon SE et al 2012; Kim YS et al 2002; Kwak YS et al 2003; Park KM et al 2001]. 백삼다당체(진산, ginsan)와 홍삼산성당체(RGAP)의 화학성분은 약간 차이가 있다. 홍삼다당체는 산성당함량이 50% 이상이고 갈락투론산 보다 글루쿠론산 함량이 많은 반면 백삼다당체는 갈락투론산 만으로 구성되어 있다. 또한 홍삼다당체는 소량의 단백질이 0.1% 함유된 있는 반면 백삼다당체는 단백질은 함유되어 있지 않다(표 21).

[표 21] 홍삼다당체와 백삼다당체의 구성당 함량

구성당	백삼다당체(%)	홍삼산성다당체(%)
중성당 (Neutral sugars)	47.1	28.3
글루코스(Glucose)	ND	26.1
아라비노스(Arabinose)	0	1.6
람노스(Rhamnose)	0	0.3
갈락토스(Galactose)	ND	0.3
산성당 (Acidic sugars)	43.1	56.9
글루쿠론산(Glucuronic acid)	0	51.8
갈락투론산(Galacturonic acid)	43.1	5.1
단백질 (Protein)	0	0.1

*출처: Lee YS. Anticancer Res 1997; YS Kim et al Yakhak Hoeji 2002 자료 취합정리
*백삼다당체: 진산(gainsan), 홍삼산성다당체: 알지에이피(RGAP)
*ND: Not determined

홍삼산성다당체는 TLC 크로마토그램에서 보는바와 같이 산성당인 글루쿠론산이 다량 함유되어 있다(**그림 21 및 22**). 홍삼산성다당체는 항암제 Taxol(유방암치료제)과 병용투여시 항암제가 나타내는 독성을 경감시키고 항암효과를 증가시키는 항암치료보조제(adjuvant) 효과를 나타낸다[Kwak YS et al 2003]. 또한 홍삼산성다당체는 면역증신 효과 이외에도 내인성/외인성 흰쥐 동물모델 및 고지방식이 동물실험에서 항고지혈 및 복부지방 감소효과를 나타낸다[Kwak YS et al 2010; Kwak YS et al 2019]. 이러한 효과를 나타내는 홍삼산성다당체 성분의 활성구조는 산성당인 galacturonic acid가 α-1,4 및 α-1,6으로 반복적으로 결합된 올리고당 성분(**그림 23**)인 것으로 규명되있다[Park JD et al 2006; Yoo DG et al 2012].

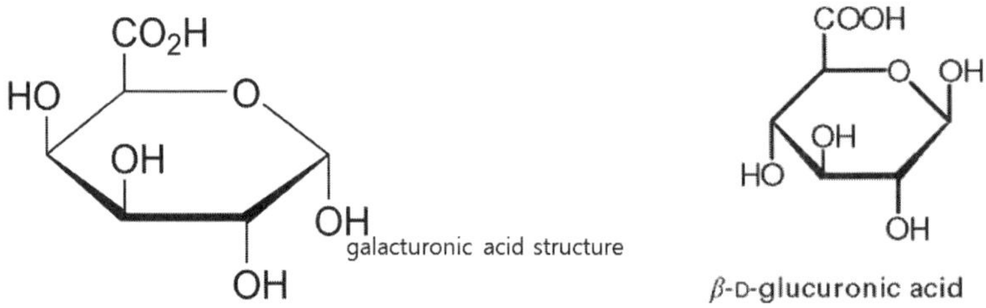

[그림 21] 갈락투론산 및 글루쿠론산 구조

*galacturonic acid: 갈락투론산. glucuronic acid; 글루쿠론산

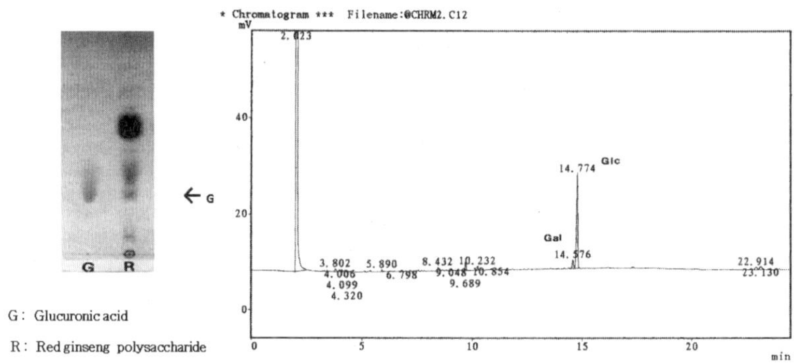

[그림 22] 홍삼산성다당체의 TLC 및 GLC 분석

*출처: KwakYS & Baeg IH 2010

*RGAP: 홍삼산성다당체, G/Glc: 글루쿠론산, Gal: 갈락투론산

*예시: 홍삼산성다당체를 실제 분석(左; TLC, 右; GLC)

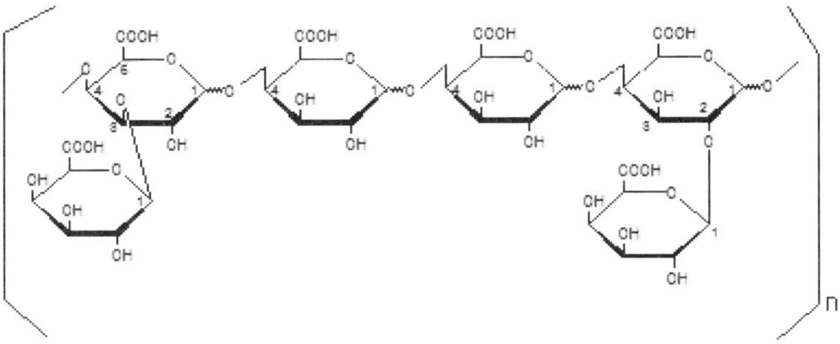

[그림 23] 홍삼산성다당체 활성부위 구조

*출처: Park JD et al 2006; Yoo DG et al 2012

*당구조: A proposed active component of GP comprises a galactogalacturonan core such as α-D-GalA-(1-4)-α-D-GalA-(1-4)-α-D-GalA-(1-6)-α-D-Galactose as the acidic moiety

*This active structure is determined by the international research project between KT&G(JD Park, YS Kwak) and Japan Kitasato Reseafch Institute (H Yamada, H Kiyohara)

세계인삼 종류별 산성다당체 함량

산성다당체는 강력한 면역증진 및 항고지혈효과를 나타내어 사포닌과는 다른 특화된 효능을 나타낸다. 산성다당체 함량은 홍삼은 7.47%, 백삼은 3.16%로 홍삼의 함량이 백삼보다 높으며, 타국삼과 비교했을 때도 화기삼은 2.09%, 전칠삼은 2.25%로 나타나서 고려인삼이 타국삼대비 월등히 높은 산성다당체 함량을 보인다(표 22).

[표 22] 타국삼별 산성다당체 함량

(단위: %)

성분	고려인삼		화기삼	전칠삼
	홍삼	백삼		
산성다당체	7.47	3.16	2.09	2.25

*출처: 최신고려인삼 1996

인삼(백삼, 홍삼) 부위별 다당체 함량비교

인삼부위별 다당체 함량은 총다당체와 산성다당체로 나누어 비교할 수 있다. 홍삼과 백삼의 산성다당체 함량은 홍삼 〉 백삼 순이었다(**표 22 참조**). 홍삼 부위별로 총다당체 함량을 비교해 보면 동체(주근) 〉 지근 〉 세근 〉 표피의 순으로 함량이 높았다(**표 23**)[Han et al 1992]. 이번에는 홍삼 동체를 좀더 세분하여 대근과 소근으로 나누어 산성다당체 함량을 비교해 보면 대근(74.65mg/g) 〉 소근(47.84mg/g) 순으로 나타나서 동체가 큰 경우가 함량이 높은 것으로 나타났다(**표 25**)[Okuda et al 1992; 고려인삼 1993]. 그러나 백삼의 경우에는 동체 대근과 소근의 함량이 각각 6.27mg/g, 8.62mg/g으로 큰 차이는 없었다(**표 24**). 최근의 연구결과에서도 홍삼부위별 산성다당체 함량을 비교한 결과, 동체의 함량이 지근+세근 보다 월등히 높았다(**표 25**). 이상의 결과를 요약하면 다당체(총다당체, 산성다당체)의 함량은 부위별로 동체부위의 함량이 세미보다 높다는 것을 알 수 있다.

[표 23] 홍삼 부위별 총다당체 함량

(단위: mg/g)

부위	총다당체 함량
주근(主根 main root)	481.8
지근(枝根 lateral root)	368.4
세미(細尾 fine root)	361.3
표피(表皮 epidermis)	252.7

*출처: Han 1992; 최신고려인삼 1996 자료 취합정리

*총다당체함량은 다당체와 복합체를 형성한 알시안블루(alcian blue dye)를 0.1M HCl로 용해시킨 후 620nm에서 흡광도가 1일 때를 1unit로 하여 계산하였음.

[표 24] 백삼과 홍삼의 부위별 산성다당체 함량

(단위: mg/g)

	부위	산성다당체
홍삼	대근(大根 large main root)	74.65
	소근(小根 small main root)	47.84
백삼	대근(大根 large main root)	6.27
	소근(小根 small main root)	8.62

*출처: Okuda 1992; 최신고려인삼 1996

[표 25] 홍삼 산성다당체 함량

(단위: %)

	부위	산성다당체
홍삼	동체 (main root)	7.5
	지근 + 세근 (lateral+fine root)	4.7
	농축액 (extract)	5.6

*출처: Lee SM et al 2015

(3) 알기닌 및 아미노당

홍삼의 화학성분 중 아미노산도 근래 주목을 받고 있는데 이중 가장 중요시 되고 있는 성분은 알기닌(arginine) 이다. 홍삼에 함유된 단백질(질소화합물)은 약 12~16% 정도인데, 이들은 펩타이드, 단백질, 아미노산, 당단백질, 아민 등으로 구성되어 있다. 이중 수용성 질소화합물은 전체 단백질 함량(12~16%)의 약 2~3%를 이루고 있는데 이중 약 20%가 수용성 단백질이다[최신고려인삼 1996]. 단백질은 아미노산으로 구성되어 있는데 알기닌은 인삼의 아미노산 중 가장 함유율이 높은 성분이다. 알기닌은 NO(Nitric oxide)을 생성하는 기질물질로서 혈관을 확장하는 약리활성을 보인다. 또한 아미노당인

AFG의 구성성분으로 여러가지 다양한 생리활성을 나타낸다. 홍삼에 함유된 알기닌 함량은 0.96~1.86% 정도이며, 백삼은 2.53~2.61% 함유하고 있다(표 26).

[표 26] 백삼과 홍삼의 알기닌 함량

(단위: %)

부위	유리 알기닌(Arginine)
홍삼분말(Redginseng powder)	1.08
홍삼(大根 large main root)	0.96
홍삼(小根 small main root)	1.38
백삼(大根 large main root)	2.61
백삼(小根 small main root)	2.53

*출처: Okuda 1994

흥미로운 사실은 유리 알기닌 함량은 백삼이 높지만 다양한 생리활성 효과를 보여주는 아미노당(AFG) 함량은 홍삼이 오히려 백삼보다 높다. 알기닌은 그 자체로도 활성을 나타내지만 홍삼에서는 알기닌이 과당, 포도당과 결합된 아미노당(AFG, C18H34N4O12, 분자량 498)을 생성함으로써 더욱 다양한 생리활성 효과를 보여준다. 즉, 홍삼의 경우에는 수삼으로부터 홍삼으로 증숙 및 건조 과정 중에서 알기닌(arginine)과 과당(fructose)이 먼저 결합하고 포도당(glucose)이 다시 결합되어 아미노당이 생성되는 것이다. 이는 홍삼 제조과정 중 열처리에 의한 메일라아드 반응(maillard reaction)에 의해 생성되는 것으로 백삼의 경우에도 이러한 반응은 서서히 일어날 수 있다[Okuda 1994]. 일본의 Okuda 등(1994)은 고려홍삼(6년근)에서 최초로 아미산 유도체(Maltulosyl arginine)를 분리하였으며 이 성분 중 대표적인 성분인 아미노당(AFG, Arginine-Fructose-Glucose)을 보고하였다(**그림 24**). 홍삼아미노당의 HPLC 크로마토그램의 결과를 살펴보면 아미노당 함량은 홍삼의 경우 0.98~1.50% 수준, 백삼은 0.28~0.61% 수준으로 백삼보다 홍삼의 함량이 높은 것을 알 수 있다(**표 27, 그림 25**). 또한 홍삼의 부위별로는 동체 대근(큰 홍삼뿌리)의 함량이 1.50%로 소근(작은 홍삼뿌리)의 0.98%보다 높았으며 백삼의 경우도 대근은 0.61%, 소근은 0.28%로 크기가 클수록 그 함량이 높았다(**표 28**). 이는 뿌리가 클수록 동체의 함량이 높고, 동체에는 미삼(잔뿌리)보다 아미노당의 전구체가 될 수 있는 알기닌(arginine), 과당(fructose), 포도당(glucose) 함량이 높기 때문이다. 최근의 연구[Lee SM et al 2015]에서도 미삼보다 동체에 아미노당의 함량이 높은 것으로 확인되었다. 또한 아미노당(AFG)의 함량이 백삼보다 홍삼에서 높은 이유는 아미노당이 생성되기 전 중간단계 화합물인 AF(arginyl-fructose)가 백삼보다 홍삼에서 높기 때문이다. 이러한 AFG와 AF는 인삼내 효소(amylase, maltase) 작용에 의해 인삼내 잔존하는 유리당인 포도당, 과당과 인삼에 다량 존재하는 아미노산인 알기닌과 결합하여 홍삼의 제조과정 중 다량 생성된다[최신고려인삼 1996; Okuda et al 1992]. AFG은 장관의 말타제(maltase) 효소활성을 억제하는 생리활성을 가지고 있다. 따라서 장관에서 포도당의 흡수를 억제 하여 빠른 혈당상승을 억제하는 효과를 보인다.

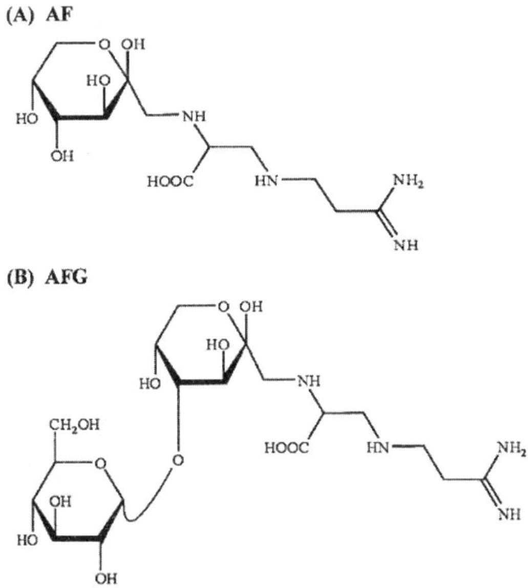

[그림 24] 홍삼의 아미노당 구조

*AF: Arginine-fructose, AFG: Arginine-fructose-glucose

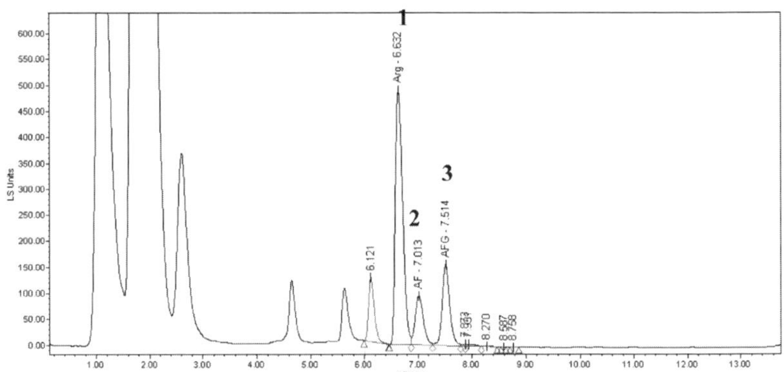

[그림 25] 홍삼의 아미노당 분석

*peak 1: Arginine, 2: Arginine-frucose(AF), 3: Arginine-fructose-glucose(AFG)
*예시: 홍삼분말 시료로 실제분석(HPLC/ELSD)(KGC인삼공사 연구원)

[표 27] 백삼과 홍삼의 아미노당(AFG) 함량

(단위: %)

부위		아미노당(AFG)
홍삼	홍삼분말(Redginseng powder)	1.86
	대근 (大根 large main root)	1.50
	소근 (小根 small main root)	0.98
백삼	대근 (大根 large main root)	0.61
	소근 (小根 small main root)	0.28

*출처: Okuda 1994; 최신고려인삼 1996

*AFG: arginine-fructose-glucose

[표 28] 홍삼 부위별 아미노당(AFG) 함량

(단위: %)

부위		아미노당(AFG)
홍삼	동체 (main root)	1.5
	지근+세근 (lateral+fine root)	1.0
	농축액 (extract)	2.5

*출처: Lee SM et al 2015

*AFG: arginine-fructose-glucose

(4) 페놀성분

페놀성분은 한개 이상의 카르복실기(carboxyl group; -COOH)를 보유하는 화학물질을 말하며 인삼에 함유된 주요한 페놀 성분으로는 salicylic acid, vanillic acid, p-coumaric acid, maltol 등을 들 수 있다. 최초 인삼의 페놀성분에 대한 연구는 Han 등[Han BH 1978]이 홍삼으로부터 항산화 성분인 말톨(maltol; 3-hydroxy-2-methyl-γ-pyrone)을 분리하면서 주목을 받기 시작하였다. 말톨은 진정한 의미의 페놀 화합물은 아니지만 페놀성분과 유사한 화학구조를 가지고 있다(**그림 26**). 말톨은 홍삼 증숙 과정 중 맥아당(maltose)과 아미노산이 반응해서 생긴다. 말톨은 열처리에 의해 그 중간체로서 isomaltol glucoside가 생성되고 다시 당의 이탈과 이성화 반응에 의해 생성되는데 홍삼 특유의 성분으로 알려져 있다. 백삼 제조시에도 열풍 건조와 같은 열처리가 가해지면 미량 생성될 수 있다. 특히 말톨 성분은 생체 노화와 관련된 지질의 과산화를 억제하는 항산화 효능이 탁월하다[Shim et al 1990; Han BH 2001; 田中 1985]. 한편 홍삼을 10년 이상 장기 저장하면 말톨성분이 유의하게 증가하는 것으로 밝혀지기도 하였다[Kwak et al 2017].

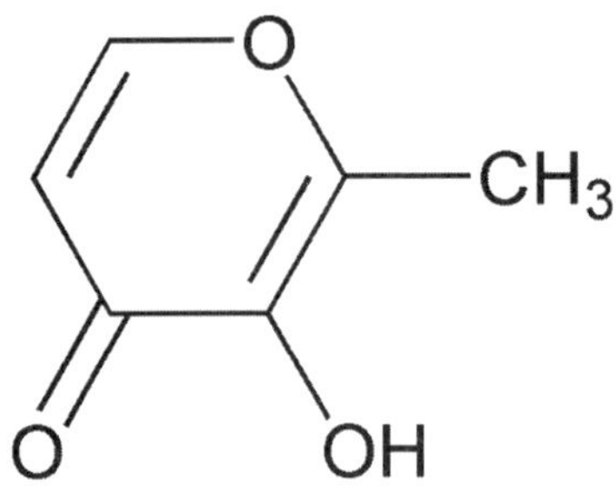

[그림 26] 말톨의 화학구조

(5) 단백질

인삼의 질소화합물은 주로 펩타이드, 수용성 단백질, 유리아미노산 등으로 구성되어 있으며 이밖에도 당단백질(glycoprotein), 아민(amines), 비타민, 핵산, 알칼로이드(alkaloids) 등이 미량 함유되어 있다. 고려인삼의 질소화합물에 관한 연구는 1980년대 초반부터 진행되었다. 1980년 일본의 Yonezawa 등이 인삼이 방사선에 대한 방어

효능을 나타내는데 그 활성물질은 열안정성 단백질이라고 보고한 바 있다[Yonezawa et al 1984]. 이러한 수용성 열안정성 단백질은 미삼보다 동체부위에 더 많이 함유되어 있다[Park et al 1988]. 또 다른 연구에서는 인삼의 펩타이드 성분인 pyroglutamic acid가 지방 분해 억제 및 지방 합성촉진 효과를 나타낸다고 보고된 바 있다. Pyroglutamic acid는 가공방법에 따라 그 함량이 변화하는데 수삼보다 홍삼에서 함량이 높다. 그 이유는 수삼의 glutamic acid를 전구체로 하여 pyroglutamic acid가 생성되기 때문이다. 홍삼을 제조하는 과정 중에 증가하다[한국홍삼인삼과학기술해설서 2016]. 한편 타국삼과 고려인삼의 단백질 함량을 비교한 결과 수용성 단백질, 열안정성 단백질, 유리아미노산은 고려인삼이 화기삼과 전칠삼보다 거의 2~3배 높은 함량을 보인다(표 29). 수용성 단백질은 홍삼을 물에 넣고 끓일 때 쉽게 녹아 나오는 유용한 단백질이다. 또한 수용성 단백질은 홍삼 안쪽의 중심부에 많으므로 작은 홍삼보다는 크기가 큰 부위에서 그 함량이 높다[최신고려인삼 1996]. 상대적으로 사포닌성분의 함량 분포와 반대되는 양상을 보이는 것이다.

[표 29] 타국삼별 단백질 함량 비교

(단위: mg/g)

구분	고려인삼			화기삼	전칠삼
	주근	지근	세근		
수용성단백질	38.0	29.5	19.6	11.4	17.0
열안정성단백질	28.1	22.3	12.8	10.1	7.3
유리아미노산	73.7	54.9	14.8	32.8	24.7

*출처: Park H 1988; 최신고려인삼 1996

(6) 향기성분

고려인삼은 타국삼 인삼과 다른 독특한 방향성(方向性)을 가지고 있다. 기존의 연구에서 세계인삼의 종류별 향기성분을 검토하기 위해 가스크로마토그라피(GC)[37] 분석에 의한 향기성분의 패턴을 분석한 결과 고려인삼은 화기삼과 중국삼(Panax ginseng을 중국에서 재배한 삼)과 차이가 있는 것으로 나타났다. 고려인삼과 타국삼 인삼의 주요 향기성분인 β-patchoulene과 γ-muurolene의 조성비(β-patchoulene/γ-muurolene)를 조사한 결과 고려인삼은 홍삼과 백삼이 각각 1.06, 1.12로 나타났으며 중국산 홍삼(Panax ginseng을 중국에서 재배한 후 홍삼제조)과 백삼이 각각 0.58, 0.55이었다. 화기삼의 경우는 0.06~0.23의 수준이었다(표 30). 고려인삼은 화기삼과 중국삼에 비해 현저한 차이가 있었다. 특히 관능적으로도 고려인삼은 중국홍삼에 비해 구수하고 단 냄새가 강한 것으로 나타났다[손현주 등 1994]. 이러한 타국삼간 향기성분의 조성패턴 차이는 현재도 인삼 종류별 차별화 지표로 활용되고 있다. 특히 중국백삼과 홍삼은 고려삼과 동일한 Panax ginseng 이지만 향기성분에서 차이가 발생하며 이것은 재배지역의 토질, 기후 등의 차이로 인한 것으로 추정된다.

[37] GC(Gas Chromatography): 가스크로마토그라피, 기체를 이동상으로 하여 물질을 분리하는 방법. 주로 열안정성이 좋고 휘발성인 유기 및 무기화합물을 분리함

[표 30] 타국삼별 향기성분 조성비율

구분	고려인삼		중국인삼		화기삼
	홍삼	백삼	홍삼	백삼	
조성비	1.06	1.12	0.54~0.66	0.51~0.57	0.06~0.23

*출처: 손현주 등 한국인삼연초연구원 1994 보고서를 재정리
*조성비율: β-patchoulene/γ-muurolene, GC 피크면적 비율로 계산
*중국인삼: Panax ginseng을 중국에서 재배후 홍삼제조한 것
*중국삼 재배지역: 연변(延邊), 무송(撫松), 통화(通化), 요녕(遼寧)
*화기삼 재배지역: 미국 Wisconsin, Ontario, British Columbia

(7) 홍삼오일

고려인삼에는 지용성 성분이 1~2% 존재하는데, 지용성 성분 중에는 지방산 및 스테롤성분이 미량 존재한다. 특히 홍삼에서 분리한 홍삼오일은 동물실험결과 항산화, 간독성방어, 면역증진[Bak MJ et al 2012], 자외선에 대한 피부보호[E Saba et al 2020] 및 병원성균 Brucella abortus에 대한 항균효과[Alisa Wehdnes Bernard Reys et al 2017]를 나타낸다. 홍삼오일의 주요한 불포화지방산은 리놀레익산(linoleic acid)과 팔미틱산(palmitic acid)이며, 주요한 스테롤성분은 베타시토스테롤(Beta-sitosterol)이다[Alisa Wehdnes Bernard Reys et al 2017].

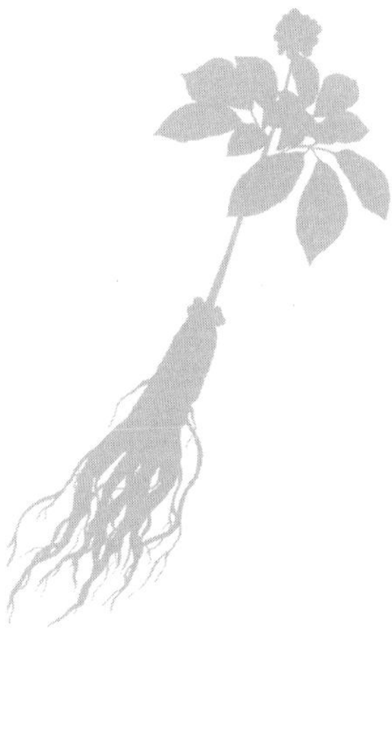

제5장

약식동원

1. 안전성과 항암피로도개선
2. 안정성
3. 홍삼 수치법
4. 인삼 처방
5. 섭취방법
6. 궁합요리
7. 인삼상식

고려인삼은 식품인 동시에 의약품으로 활용되고 있다. 고려인삼은 〈약식동원〉의 개념으로 보아도 매우 잘 맞는 건강식품인 것이다. 고려인삼은 신체의 항상성을 유지하고 아답토젠(adaptogen)으로 작용하여 인체의 건강을 유지한다. 인삼은 일반적으로 동체와 미삼(잔뿌리)의 비율이 약 75:25로 구성되어 있으며 동체에는 비사포닌 성분이 많고 미삼에는 사포닌 성분이 많이 함유되어 있다. 섭취방법을 살펴보면 인삼은 〈동의보감〉에서 동체와 미삼을 함께 복용한 한뿌리 개념에서 효능을 설명하고 있다. 또한 사포닌과 비사포닌의 화학성분 측면에서 보더라도 동체와 미삼에 비사포닌과 사포닌 성분이 다르게 포함되어 있으므로 동체와 미삼을 적절한 비율로 균형있게 섭취하는 것이 중요하다.

제5장 약식동원

고려인삼은 오래전부터 선조들이 건강을 유지하기 위해 즐겨 먹었던 명약이며 현재도 국민의 건강을 유지하는 대한민국의 중요한 건강식품 중의 하나이다. 조상들은 음식물이 부족하던 시대에는 초근목피로 생계를 유지하였고 이때 경험적으로 약이 되는 것과 독이 되는 것을 구별하여 식용하여 왔다. 식품을 약으로 활용하였으며 식품과 의약품이 동일하다는 약식동원(藥食同原)의 개념을 경험적으로 알고 있었다. 1330년 중국 원나라 홀사혜(忽思慧)가 지은 〈음선정요 飮膳正要〉에는 음식을 통해 건강을 지킨다는 약선(藥膳) 개념이 들어 있다. 여기에는 요리법 뿐만아니라 음식이 주는 의학적 효능도 알기쉽게 설명하고 있다[홍진임 2015]. 이와같이 예전부터 한국을 포함한 극동아시아 지역에는 음식과 약이 동일하다는 약식동원의 사상이 널리 퍼져 있었다.

조선시대 허준의 〈동의보감〉에도 약식동원의 사상이 나타난다. 허준은 음식의 중요성을 강조하면서 음식으로 고치지 못하는 병은 약으로도 고칠 수 없다고 하였다. 또한 음식은 제철 음식을 먹어야 하고 신토불이를 적용해야 한다고 하였다. 약식동원의 사상에 따라 음식을 적절하게 먹는 것을 위에서 설명한 바와 같이 '약신'이라는 개념으로 설명할 수 있다. 약식동원에 따라 음식을 섭취하는 약선은 두가지 목적에 따라 섭취하는데 첫째는 아프지 않도록 잘 먹는 것이고, 둘째는 아픈 것을 낫기위해 잘 먹는 먹는 것이다. 동아시아의 음식문화는 대부분 약식동원에서 유래한 조리법과 재료의 조화로움이다. 그러나 한국은 다른 국가들에 비해 이러한 점이 두드러진다. 똑같은 약식동원 사상이 있는 중국, 대만, 일본에 비해 한국에서는 더욱 강하다. 이는 한국에서는 조선시대 이후 강력한 유교적 영향으로 신체는 부모로부터 물려받았으므로 손상하지 말아야 한다는 생각이 강하였으므로 외과적 의료행위를 금하였고 단지 뜸, 침, 부황과 같이 제한적 범위내에서만 치료를 행하였다. 이러한 측면에서 수술보다는 음식으로 질병을 치료하고자 하였고 이로인해 중국, 일본 등에 비해 약식동원 사상이 더욱 발전하게 된 것으로 추정된다. 일본에도 '슌'(旬, 제철의 의미)이라고 하는 용어가 있는데 이는 최고의 맛과 영양을 위해서는 제철음식을 먹어야 한다는 말로, 우리나라 약식동원의 약선보다는 미식에 더욱 가까운 의미라고 볼 수 있다.

한편 인체에 병이 생기는 이유는 크게 내적인 요인과 외적인 요인으로 나뉠 수 있다. 내적인 요인으로는 체내에 있는 유전적 요인에 의해서 주로 발병하며, 외적인 요인으로는 병원체, 물리적 손상, 영양섭취 장애, 정신장애 등 외래 요인에 의해 주로 발병한다. 이러한 어려움을 극복하고 건강을 유지하기 위해서는 신체를 정상적인 상태로 유지하는 것이 매우 중요한데 약식동원 측면에서 보면 고려인삼은 이러한 효과를 가장 잘 발휘하는 생약 중의 하나이다. 신체의 항상성을 유지하고 아답토젠(adaptogen)으로 작용하여 건강을 유지한다. 고려인삼은 한국의 특산품으로서 매우 뛰어난 효능을 가지고 있는 것이다. 아답토젠은 독성이 없고 안전하며 인체가 스트레스에 적응하게 도와줌으로써 인체의 비특이적 저항성(non-specific resistance)을 증가시켜 생체의 기능을 정상화시켜 주는 특징을 보인다. 천연물 중에서 이와 유사한 아답토젠의 작용을 나타내는 식물로는 가시오갈피(Eleutherococcus senticosus), 바위돌꽃(Rhodiola rosea), 오미자(Schisandra chinensis), 고려인삼(Panax ginseng), 돌외(Gynostemma phentaphyllum) 등이 알려져 있는데 인삼은 그 대표적인 작용을 하는 생약이다.

요즘에는 특히 다이어트나 식이요법(食餌療法)을 통해 건강을 유지하는 경우도 많다. 식품과 의약품은 애매한 경계를 갖는다는 사실을 고려하면 음식이 우리의 건강에 매우 중요한 영향을 미친다. 이와같이 음식과 의약품이 같은 뿌리를 가지고 있다는 사실은 현대 과학기술의 발달로 식품 중에 함유되어 있는 유효성분이 발견되면서 더욱 확실해지고 있다. 예를들어 콩속의 레시틴, 조개류의 베타인, 양파의 케르세틴, 인삼의 사포닌 등 천연물 중에는 수많은 유효성분 들이 함유되어 있다. 그러나 우리가 간과하지 말아야 할 것이 식품과 의약품은 그 약효와 안전성 측면에서 큰 차이가 있다는 것이다. 앞장에서 전술한 바와 같이 약효성 측면에서 보면 효능은 의약품 〉 건강기능식품 〉 일반식품의 순이지만, 안전성 측면에서 보면 일반식품 〉 건강기능식품 〉 의약품의 순으로 안전하다. 약효가 클수록 복용량은 적고 용량이 정해져 있는 반면, 약효가 작을수록 안전하므로 복용량은 증가하는 것이다. 건강기능식품은 의약품보다 약효는 낮은 대신 복용안전성은 매우 높다는 특징이 있다.

1. 안전성 및 항암피로도 개선

인삼은 한의학적으로 장기 복용해도 안전한 상약(上藥)으로 분류된다. 실험동물을 대상으로 한 여러 독성실험에서도 인삼은 독성이 없는 것으로 평가되었다. 미국에서는 1994년에 제정된 〈The Dietary Supplement Health and Education Act〉의 요구조건에 따라 인삼 및 홍삼이 치료제가 아닌 식이보충제품로 판매되고 있다. 따라서 식이보충제품으로서 안전하므로 효능효과에 대한 미국 FDA의 허가를 필요로 하지 않고 자유롭게 판매할 수 있는 것이다. 지금까지 보고된 안전성 연구결과를 살펴보면 실험동물(마우스, 흰쥐, 토끼)에 대한 독성시험 결과, 경구투여시 홍삼과 홍삼추출물의 LD50(半致死量; 반치사량, 50% of lethal dose)은 5g/kg 이상이었으며 체중변화와 장기의 상대적 중량변화 등 급성독성 증상도 전혀 발견되지 않았다. 특히 소금의 LD50이 5g/kg 임을 감안하면 독성이 없는 것으로 평가된다[이광수 등 1985; 용 등 1985; Takino Y et al 1984]. 또한 인삼의 주요 유효성분인 사포닌(saponin)의 LD50을 보면, 투여 경로에 따라 다소 차이가 있으나 조사포닌(crude saponin)은 마우스에 경구 투여할 경우 LD50이 5g/kg 이었다[Saito H et al 1980]. 인삼추출물의 임신동물을 대상으로 한 최기형(催奇形)시험[38]을 통해서도 안전성이 확인된 바 있다[Hayashi E et al 1977]. 인삼추출물(사포닌 약 45% 함유)을 임신 마우스 및 흰쥐에 경구투여하고 모체의 체중변화, 태자(胎仔)[39]의 상태, 신생자(新生仔)[40]의 발육 상태와 2대 (F2)째의 태자발생에 미

38 최기형(催奇形) 시험: teratogenic, 약물이 태아의 기형발생에 미치는 영향을 조사하는 시험

39 태자(胎仔, fetus): 난자가 수정한 후 난분할을 하여 자궁에 진입, 착상, 발육한 상태

40 신생자(新生仔): 태어나는 새끼

치는 영향을 조사하였다. 실험방법은 인삼엑스를 마우스에 임신 7일부터 7일간 10, 1,000, 4,000mg/kg 투여하였고, 흰쥐의 경우 임신 8일부터 10, 1,000, 5,000mg/kg을 각각 최소, 중간, 최대용량으로 투여하여 실험하였다. 그 결과 인삼투여군의 임신모체의 체중 변화와 개복(開腹, 복부절개)시 장기의 이상상태는 대조군과 유의한 차이가 없어서 모체에 미치는 영향이 없다는 사실을 알 수 있었다. 또한 태자수와 외형적 기형, 골격 이상 및 신생자의 발육에도 전혀 영향이 없었다. 인삼추출물을 투여한 모체에서 태어난 1세대(F1)끼리 교배한 후 태어난 2세대(F2)째 태자의 외형적 기형 및 골격 이상 등에도 대조군과 유의적인 차이가 발견되지 않았다. 또한 각각의 웅성(male) 동물에 매일 1,000mg/kg을 1개월간 투여 후 정상적 자웅(female)과 교배하여 태어난 태자에 미치는 영향 조사에서도 태자수, 골격 이상, 변이 등의 대조군과 유의적인 이상 소견이 관찰되지 않았다. 흰쥐를 대상으로 고려홍삼분말을 사료에 혼합하여 1~6개월간 장기 투여한 실험에서도 사육 기간 동안 각종 장기의 무게와 병리학적 소견 및 혈액학적 검사에서 부정적 병변현상은 관찰되지 않았다. 1세대(F1) 및 2세대(F2)에서도 대조군과 유의적 차이가 없었고 외형적 기형도 발견되지 않았다[Hong et al 1984]. 단기 발암성 시험방법(ames test)으로 고려홍삼 추출물의 안전성을 평가하기 위하여 V-79 Chinese hamster cell line 및 *Salmonella typhimurium* tester strain TA 100과 TA 98 균주를 이용하여 돌연변이성을 조사한 결과, 고려홍삼추출물은 돌연변이성이 관찰되지 않아 안전성이 확인되었다[Lee et al 1984]. 이상의 실험적 연구결과들을 통해 볼 때, 사람의 일상적 복용량인 1일 3~6g(농축액 3g, 분말 6g)정도에 비해 상당히 고용량(경우에 따라 10배 정도)으로 단기, 중기 및 장기 투여한 경우에서도 유의한 독성증상이 관찰되지 않아 고려인삼의 안전성은 명백하다.

한편 미국 국립보건원(NIH)이 고려인삼에 대해 동물실험을 통해 독성, 암 유발성 검사를 실시한 결과 인삼에서 어떤 독성성분이나 암유발성이 발견되지 않은 것으로 밝혀졌다. 미국 국립보건원이 장기간에 걸쳐 독성시험을 하고 이를 통해 고려인삼의 안전성이 증명된 것이다. 즉, 미국국립보건원(NIH) 산하 국립환경보건원(NIEHS)의 '국립독성프로그램'(NTP) 자료를 보면, 국립보건원은 2002년부터 2005년까지 4년에 걸쳐 고려인삼을 실험용 쥐(흰쥐)와 생쥐(마우스)에게 투여한 후 독성과 암유발성 검사를 한 결과 인삼에서는 어떤 독성이나 발암성이 없었다[Chan PC et al 2011]. 이 보고서(실험용 쥐와 생쥐에 대한 인삼의 독성과 발암성 연구)는 2011년 9월 작성되고 〈미국 중의학저널〉(AJCM)에도 논문이 게재되었다(8개 기관 58명의 전문가가 참가, 미국국립보건원 지원). 본 독성 및 발암성 연구는 독성시험에 쓰이는 흰쥐와 마우스를 대상으로 2주간의 급성독성시험, 3개월의 아급성 독성시험, 2년 동안의 만성독성시험을 실시했다. 실험동물들에게는 실험군별로 각각 1kg당 일정량의 고려인삼 추출액을 튜브를 통해 정기적으로 먹이고, 실험기간이 끝날 때까지 생존한 동물들은 해부를 통해 간, 뇌 등 수십가지 기관과 장기를 확보해 조직병리학적 검사를 한 결과, 거의 모든 실험군 쥐의 몸무게와 장기 무게가 인삼을 먹이지 않은 대조군과 차이가 없었으며, 조직병리학적 변화도 없었다. 고려홍삼의 전반적 특성을 분석한 모노그라프(monograph) 자료에서도 동물실험 및 미생물 돌연변이 실험결과 홍삼은 매우 안전한 식품으로 보고되고 있다[So SH et al 2018].

최근 한국 13개 대학병원이 참여한 대규모 임상실험결과에서 홍삼은 6개월 이상 장기복용해도 안전하다는 과학적 연구결과가 보고된 바 있다. 이를 자세히 설명하면 카톨릭의대 서울성모병원, 성빈센트병원 가정의학과 공동연구팀은 국내 13개 대학병원에서 19세 이상 992명을 대상으로 홍삼복용군(490명)과 위약 대조군(502명)으로 나눠 6개월간 이상반응을 관찰한 결과 이상반응은 홍삼복용군과 가짜 위약 복용군간에 유의미한 차이가 없었으며 약물 유해반응 발생, 혈압, 체온, 간기능수치 등의 기준에서도 차이가 없었고 부작용도 없었다[Song SW et al 2018]. 또한 대장암환자에 대한 임상실험에서도 항암제(mFOLFOX-6, 대장암 항암치료제)를 투여받고 있는 화학요법 환자 219명과 위약 환자 219명을 대상으로 4개월간 홍삼분말을 1일 2g 복용시킨 결과 암환자들이 겪는 피로도를 나타내는 항암 피로도 지수 CRF(Cancer-Related Factor)가 유의적으로 회복되었으며 뚜렷한 이상반응도 관찰되지 않았다[Kim JW et al 2020]. 그동안 장기복용에 대한 과학적 근기자료가 없어서 논란이 되었는데 상기의 결과에서도 보고된 바와같이 홍삼은 장기복용하여도 안전하다는 사실이 확인되었다.

2. 품질 안정성

홍삼은 저장 중 품질 안성성이 양호하다는 것은 잘 알려진 사실이다. 홍삼은 증숙 및 건조 가공공정을 거치는 동안 인삼 중 전분질의 호화와 각종 분해효소의 불활성화 및 내용조직의 견고화 등에 의해 장기저장 중에도 뚜렷한 성분 변화가 일어나지 않는다. 특히 뿌리삼의 경우 진공캔 포장으로 되어 있어 적정한 수분함량 유지가 가능하고 일반적으로 식품저장 중 일어나기 쉬운 산패도 거의 일어나지 않는다. 이러한 홍삼의 장기저장 시 품질안성성은 실험적으로 안정적인 것으로 확인되고 있으며 현재 〈인삼산업법〉에서도 유효기간을 10년으로 설정하고 있다. Choi 등은 포장(캔포장)된 홍삼(정관장 뿌리삼)을 12~28℃, 상대습도 55~68%의 조건하에서 저장 기간별로(1977~1986, 0~9년) 사포닌성분과 지방산(fatty acids), 지질(lipids), 당(sugars)등과 홍삼추출 분획물의 항산화활성(抗酸化活性)을 조사한 결과 품질안정성 측면에서 매우 양호하였다. 즉, 9년 동안 저장 기간별 일반성분을 비롯한 사포닌 및 유리아미노산을 조사한 결과 유의할 만한 변화는 관찰되지 않았으며 특히 불포화도가 높아 산화되기 쉬운 linoleic acid(C 18:2) 및 linoleic acid(C 18:3)도 매우 안정하였다고 보고한 바 있다[Choi et al 1988].

또 다른 최근의 실험에서도 홍삼을 나무상자(赤松 적송)에 넣고 진공포장한 후 캔 포장한 홍삼(정관장 뿌리삼 시료)은 실제 실온에서 22년까지 장기저장 중에도 특이한 외관 및 성상변화는 관찰되지 않았다. 특히 미생물 및 수분, 회분 같은 품질안정성과 사포닌(**그림** 27), 산성다당체 등 유효성분도 안정하였다. 다만, 장기저장 중 비효소적 갈변화반응(메일라아드 반응, maillard reaction)[41]에 의해 색도가 미미하게 약간 증가하였다. 장기저장 중 홍삼의 풍미 및 항산화, 항노화 성분인 말톨(maltol)은 오히려 증가하여 품질안정성 측면에서 매우 안정하였다[Kwak et al 2017]. 한편 해외 뿌리삼의 주고객층인 중화권 특히 홍콩에서는 오랜기간 장기보관된 홍삼(뿌리삼)이 고가로 매입되고 없어서 못 팔 정도라고 한다. 이는 장기보관된 홍삼이 유익하다는 것을 그들이 몸으로 체험하였다는 것을 간접적으로 말해 준다. 추후 장기보관시 증가하는 말톨 및 유익한 향기성분에 대해서는 국내외 학자들의 지속적인 연구가 필요하다.

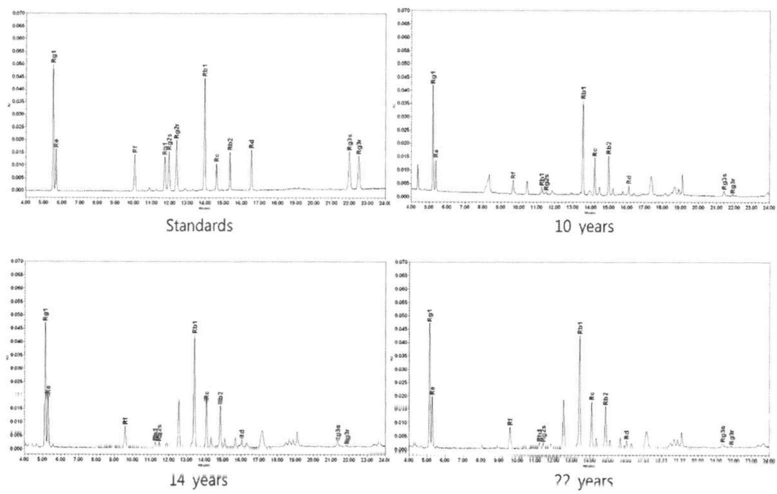

[그림 27] 장기저장 홍삼의 진세노사이드 크로마토그램

*출처: Kwak YS et al 2017

[41] 메일라아드 반응(maillard reaction): 효소가 관여하지않는 비효소적 반응으로 환원당과 아미노화합물이 가열이나 온도에 의해 갈색물질을 생성하는 반응

홍콩에서는 오래된 홍삼일수록 고가로 거래되는 이유

홍콩에서는 오래된 홍삼일수록 고가로 거래되고 그 인기도 매우 높다. 홍콩인들이 오래된 홍삼일수록 그 효능이 좋다고 하여 30~40년 보관된 홍삼을 2~3배 이상 높은 가격으로 거래하고 선호한다. 이것은 그들이 몸으로 체험한 경험적 효험이 크게 작용하기 때문으로 생각된다. 이를 과학적으로 증명한 연구는 없으나 최근의 연구[Kwak et al 2017]에서 홍삼을 20년 이상으로 장기보관하여도 미생물학적, 이화학적 품질안정성 및 진세노사이드, 산성다당체 등 유효성분 측면에서도 안정한 것으로 보고되고 있다. 아울러 오랜기간 장기 보관할수록 오히려 항산화 및 항노화 성분인 말톨의 함량은 유의적으로 증가하였다. 이는 홍콩 및 중화권에서 장기보관된 홍삼이 선호되는 사실을 과학적인 연구로 어느정도 규명한 것이다. 홍삼의 미지의 성분 및 효능은 아직까지 많은 것이다.

3. 홍삼 수치법(修治法)

한의학적으로 백삼과 홍삼의 약성(藥性)이 차이를 보이는 것은 수치(修治: processing)에 의한 것으로 이해되고 있다. 수치를 할 경우 홍삼은 백삼보다 보관이나 저장성이 좋고 탕액(湯液)으로 제조할 경우 성분의 추출이 용이하다는 점과 특히 약효 성분의 추출이 용이하여 유효성분이 증가한다. 백삼과 홍삼은 한방적으로 그 사용 방법에 공통점이 많지만 효력은 홍삼이 백삼보다 우수한 것으로 인식되고 있다. Abe 등의 연구에 의하면 인삼은 예로부터 생진(生津), 익혈(益血), 보기(補氣), 자음(磁陰) 등 허증(虛症)을 치료하는 이른바 강심(强心), 강장(强壯), 건위(健胃), 진정(鎭靜)등을 목적으로 사용되어 왔다. 이들의 효능은 백삼과 홍삼간에 엄격히 구별되는 것은 아니지만, 허(虛)를 보(補)하는 힘은 홍삼이 백삼보다 강하다. 따라서 홍삼은 한방적으로 허(虛)의 상태가 매우 심한 경우나, 백삼의 사용으로는 충분한 효과를 얻기 어렵다고 판단될 경우에 사용한다. 한의서의 처방에 사용되고 있는 인삼은 특별한 지정이 없는 한 백삼이 사용되고 있으나 인삼이 처방된 방제에는 홍삼을 처방해도 큰 무리는 없다[Abe 1991, 谿忠人 1988]. 인삼이 함유되어 있지 않은 처방(예: 황련해독탕, 당귀작약산 등)에도 홍삼을 병용하는 경우와 인삼이 함유된 처방(예: 십전대보탕, 소시호탕 등)에도 홍삼을 가미하는 처방 예가 다수 있다[寒川 1991]. 일본에서는 고려홍삼이 한방 처방의 조제에 사용하도록 일본후생성에 등록되어 있으며 의료용(보험진료 적용)으로 활용되고 있다.

한방의 수치(修治: crude drug processing)방법으로는 (1) 수제법(水製法: 물로 씻거나 물에 침적하여 극성(劇性)이나 성질의 완화 등) (2) 화제법(火製法: 가열처리 등) (3) 수화공제법(水化共製法: 수증기로 찌거나 물로 삶는 것 등) 등이 있다[裵 1993]. 이러한 수치 방법 중 홍삼의 증숙가공법은 수증기로 증숙하여 열처리를 하므로 수화제법(水化製法)에 속하며, 바로 이러한 수치방법의 차이에 의해 홍삼은 수삼이나 백삼에 비해 저장성이 양호하게 되고 부작용이나 효력면에서도 차이가 생기게 되는 것이다. 생약의 수치에 따른 한방적 응용 예를 살펴보면 지황(地黃: Rehmannia glutinosa)의 경우 수치법에 따라 숙지황, 건지황, 생지황으로 구별되는데, 숙(熟)지황은 강장(強壯), 보혈(補血), 자음(滋陰) 등의 보혈약으로 사용되며 건(乾)지황은 청열(淸血), 양열(凉血), 지혈(止血) 등으로 사용되고 생(生)지황은 지혈(止血) 만의 목적으로 사용된다. 또한 부자(附子: Aconiti Tuber)의 경우 부자(附子) 건조근(뿌리)은 맹독성 알칼로이드(mesaconitine, aconitine, hypaconitine 등)가 함유되어 있으므로 수치한 부자인 포부자(pao fuzi: 半熟附子)를 이뇨, 진통, 강심, 흥분, 신진대사 기능 항진 목적으로 사용한다. 수치한 포부자의 경우

맹독성 알칼로이드(alkaloid)함량이 감소하고 저독성인 지질알칼로이드(lipoalkaloid) 성분들이 다수 생성된다는 것이 수치법의 화학적 연구를 통해 밝혀진 바도 있다[Kitagawa et al 1983]. 이러한 예와 마찬가지로 홍삼도 수삼을 그대로 건조한 백삼과는 다르게 수증기로 증숙가공 공정을 거치는 동안 성분의 변환이 일어나 수삼이나 백삼에 존재하지 않은 새로운 약효성분들이 다수 생성된다. 아울러 홍삼 수치(修治)의 과학적 해명에 대한 연구결과들은 한의학적 응용에 있어 홍삼 약효의 우수성을 지지해준다.

수치(修治)

수치(修治)란 한의학에서 말하는 용어로서 한방이론 및 경험에 근거하여 약제를 가공처리 하는 한방적 가공기술을 말한다. 한의학에서 수치(修治)의 목적은 약성의 변화, 독성이나 부작용의 제거 또는 경감, 저장성의 증가, 치료효과의 상승, 약의 제제(製劑)와 조제의 편리성, 청결 및 복용편의 등에 두고 있다.

4. 인삼처방

동양에서 현존하는 가장 오래된 의약서인 〈신농본초경 神農本草經〉은 483~496년 中國 후한(後漢) 시대 작자 미상에 의해 간행되었다고 전해지나 지금은 원전이 소실되었다. 그러나 양(梁)나라 '도홍경(陶弘景)'에 의해 다시 해석을 가미한 〈신농본초경집주 神農本草經集註〉로 재간행되었다. 이후 이를 증보(增補)한 당(唐)나라의 〈신수본초 新修本草〉(659년), 송(宋)나라의 〈증류본초 證類本草〉(1116년) 및 명(明)나라 이시진(李時珍)의 〈본초강목 本草綱目〉(1596년) 등을 통해 지속적으로 발전하여 근래에 이르고 있다. 〈중초약학 中草藥學〉(1975년)에서는 인삼은 원기를 크게 보하고 폐를 튼튼히 하며 비장을 좋게 하고 심장을 편하게 하여 준다고 기록하고 있다[Shinghai C and Hsueh Yuan Pien 1975]. 현재까지 가장 중요한 의약서로 취급되는 〈신농본초경〉에서는 인삼은 간장(肝臟), 비장(脾臟)의 양기(陽氣)를 돋아 주는 약으로 주로 사용되고 위장(胃臟)의 기(氣)를 열어주며 갈증, 곽란[42], 구토를 멎게 하고 혈맥을 잘 통하게 하고 오래 복용하면 몸이 가벼워지고 장수한다고 기록하고 있다[Wu Chun, AD 250]. 여기에서는 약초를 3품(品)으로 나누어 365종류를 열거하여 일년 365일의 일수에 상응(相應)하도록 하였는데 상약(上藥)은 120종, 중약(中藥)은 120종, 하약(下藥)은 125종로 구성하였다. 특히 상약은 군(君)에 해당되며 주로 사람의 생명을 북돋워주고 독성이 없어서 오래 복용하여도 인체에 해를 주지 않으며 부작용이 없는 생약이라고 하였다. "늙지 않고 인간의 생명을 연장시켜 주고(不老延年), 몸을 가볍게 하고(輕身), 기를 보충시켜 준다(益氣)"고 기술하고 있다. 중약은 신(臣)이 되며 주로 성질은 양(陽)하고 사람에 따라서는 무독(無毒) 또는 유독(有毒)의 작용이 있으며 병후에 몸이 허약한 사람을 보(補)하기 위하여 사용하며 원기(元氣)를 돋워준다고 하였다. 하약은 모두 좌사(佐史)에 사용되며 주로 질병치료를 목적으로 쓰이지만 독성 생약이 많아 인체에 위해한 작용이 있으므로 장기간 사용할 수는 없다고 하였다.

중국에서 〈신농본초경〉이 우리나라에 언제 도입되었는지 정확한 연대는 알 수 없다. 다만 〈신농본초경〉에 기록된 약초를 한국산 약

[42] 곽란: 토사곽란(吐瀉癨亂)의 약어로서 토하고 설사하며 배가 심하게 아픈 증상

초로 대체하여 응용하게 되었고 이러면서 점차 우리나라의 약초연구도 발전하게 된 것이다. 먼저 상약에 속하는 우리나라 자생 생약으로는 인삼(人蔘), 국화(菊花), 창포(菖蒲), 토사자(菟絲子), 창출(蒼朮, 껍질벗긴 것은 白朮), 우슬(牛膝), 차전자(車前子), 독활(獨活), 원지(遠志), 택사(澤瀉), 용담(龍膽), 세신(細辛), 방풍(防風), 석곡(石斛), 권백(卷柏), 포황(蒲黃), 속단(續斷), 사상자(蛇床子), 오미자(五味子), 인진호(茵蔯蒿), 사삼(沙蔘), 송지(松脂), 복령(茯苓), 왕불유행(王不留行) 등이다. 광물성 생약으로는 운모(雲母), 단사(丹砂), 석종유(石鍾乳), 활석(滑石), 자석영(磁石英) 등이며, 동물성 생약은 웅담(熊膽), 사향(麝香), 아교(阿膠), 석밀(石蜜), 상표초(桑螵蛸) 등이다. 중약에 속하는 식물성 생약으로는 갈근(葛根), 과루근(瓜蔞根), 고삼(苦蔘), 시호(柴胡), 현삼(玄蔘), 진교(秦膠), 지모(知母), 황금(黃芩), 백지(白芷), 음양곽(淫羊藿), 천초(茜草), 패장(敗醬), 진피(秦皮), 백선(白鮮), 고본(藁本), 지유(地楡), 후박(厚朴), 오가피(五加皮) 등이며 광물성 생약은 웅황(雄黃), 자석(磁石), 석고(石膏) 등이 있고 동물성 생약으로는 노봉방(露蜂房)이 있다. 하약에 속하는 식물성 생약은 길경(桔梗; 도라지), 반하(半夏), 대황(大黃; 단 백두산 야생품은 王大黃임), 하고초(夏枯草) 등이며, 동물성 생약으로는 오공(蜈蚣; 지네), 제조(蠐螬; 굼벵이), 수질(水蛭; 거머리) 등이다. 지금까지 분류한 한의학적 분류를 현대적으로 해석하면 상약은 보건약[43]적인 성격을 띠고 있으며, 중약은 치료약과 보건약을 겸하고 있으며, 하약은 치료약의 성격을 띠고 있다[육창수 1981; 김두종 1982]. 현재의 건강식품의 연구개발시에도 이러한 상중하 생약원리는 적용하여 그대로 활용되고 있다.

[43] 보건약(保健藥): 영양제, 강장제, 간장제 등 피로회복 의미

인삼처방 의약서

인삼의 처방은 상술한 바와같이 후한(後漢) 217년(BC 196~200)에 장중경이 저술한 〈상한론 傷寒論〉에 포함된 113개의 처방예 중 21개 처방이 수록되어 있으며 이것이 최초의 인삼에 대한 의약(醫藥) 기록이다(**그림** 28). 1624년 명나라의 장개빈(張介賓)이 저술한 〈경악전서 景岳全書〉에는 총 2218처방 중 인삼배합처방은 509개 처방이다[남기열 2002]. 중국 후한 장중경의 시기(BC 196-200)와 거의 동시대의 인물인 그리스의 갈레노스(Galenos, 129-200)는 서양의 의학과 약물학의 발달에 큰 영향을 미친 인물로 평가된다. 그의 업적 중 하나는 현재 천연약물 분야에서 갈렌처방집(galenic formulation)을 만들었다는 사실이다. 이것의 특징은 여러 약초를 섞어서 사용하는 다미처방(多味處方, polyprescription)이라는 것이다. 장중경의 〈상한론〉에서도 다미처방(복방처방)이 등장하는데 이러한 관점에서 보면 동서양의 전통약물학이 유사하다고 볼 수 있다. 그러나 서양은 르네상스 시대를 거치면서 현대과학의 도입으로 다미처방이 사라지게 되면서 단미처방(單味處方, single herb)으로 바뀌는 반면 동양은 오히려 다미처방이 확대되어 약 10만종에 이르게 된다. 다미처방은 여러 약재의 혼합처방으로 인해 지표성분 및 활성성분의 분석이 어려운 반면 단미처방(단방처방)은 한가지 약재를 처방하므로 표준화된 개별 약재를 과학적으로는 분석하는 것이 용이하다. 그러나 다미처방의 경우 지표성분이나 활성성분의 분석이 어렵다는 단점은 있으나 약재작용은 확실하므로 최종 처방약물의 표준화 문제만 해결한다면 유익한 효과를 나타낼 수 있다[장일무 2018].

우리나라에 의약서가 수입된 시기는 561년(고구려 평양왕 3년)으로서, 중국 오(吳)나라의 지총(知聰)이 〈신농본초경〉 3권 및 〈신농본초경집주〉 7권, 〈명의별록〉 3권 등 다수의 의약서를 가지고 고구려(高句麗)를 거쳐 일본(日本)으로 가는 중에 전해 주었다고 전해진다[이상인 1975]. 이때부터 고구려는 많은 고려인삼을 포함한 자국산 산야초를 활용하여 질병치료에 이용하였고 우리나라 약초의 발달도 활발하게 되었을 것으로 여겨진다. 고려인삼(Panax ginseng C.A.Meyer)의 자생지는 한반도 전역(북위 33~48도) 및 만주지역에 자생하며 한반도가 중심이 되는 원산지이다. 고려인삼은 지역편중성을 보이며 한반도 및 만주일부 지역에서만 자생하는 자생지 특성을 보인다. 이것은 이 지역의 기후, 풍토, 강수 등 모든 조건이 인삼이 자생하기에 적합하며 이러한 자생지역에서 자란 인삼이 우수한 효능을 가진다는 의미이다. 모든 산야초는 자신이 자라기 적합한 자생지에서 생육한 약초가 본래의 성분을 다량 함유하고 효능도 좋은 법이다.

우리나라의 경우는 삼국시대에 고전 의약서가 존재하지 않았으며 고려시대까지도 거의 존재하지 않았다. 문헌기록에 의하면 고려시대 〈제중입효방 濟衆立效方〉(1167년 金永錫), 〈어의촬요방 御醫撮要方〉(1226년), 〈향약고방 鄕藥古方〉, 〈진맥도결 診脈圖訣〉(1389년 鄭道傳), 〈동인경험방 東人經驗方〉, 〈향약혜민경험방 鄕藥惠民經驗方〉 등이 있었다고는 하나 현존하지 않고 대부분 조선시대에 편찬된 의서들이다. 그러나 유일하게 고려말기 편찬된 의약서 〈향약구급방 鄕藥救急方〉(1236년 고려 고종 23년, 저자 미상)은 남아 있다. 이 책은 한국에서 현존하는 가장 오래된 의학서로서 3권 1책으로 간행되었지만 고려시대 발행된 초간본은 남아 있지 않고 중간본도 조선시대 1417년

(태종 17년) 재간행되었지만 남아 있지 않고 중간본의 간본 1부만 일본 동경 궁내청(宮內廳) 서릉부(書陵部)에 소장되어 있다고 진해진다. 향약구급방에서 향약(鄕藥)은 자기나라 향토에서 산출된 약재란 의미로 일반 백성을 위한 대중의약서로서 수록된 549개 처방에 754개 약재 중 180종 향약이 쓰여져 있다. 내용은 중국 수입 약초는 값도 비싸고 일반 백성들에게 혜택이 돌아가지 않으므로 국산 약재로 대체하였으며 여기에 향약(鄕藥 국산약재) 품목으로 인삼이 수록되어 있다. 여기에서 인삼은 "맛은 약간 달고 약성(藥性)은 미한온(微寒溫)이다. 2, 4, 8월에 채취하여 대나무 칼로 흙을 털어낸 후에 바람이 서늘한 곳에서 일건(日乾)한다"라고 기술되어 있다. 인삼과 철기(鐵器)는 서로 상극이라는 점도 기록되어 있다. 조선 초기 세종때 간행된 향약의 분포실태를 조사한 책자인 〈향약채취월령 鄕藥採取月令〉(1431년, 저자: 집현전학자인 유효통, 노중례, 박윤동)에는 국산 약초 160종을 기재하였고 개개 약초에 대해 향명(鄕名; 채취지역)을 수록하고 채취시기가 표기되어 있다. 또한 향약에 관한 의약서인 〈향약집성방 鄕藥集成方〉(1433년 저자: 향약채취월령과 동일)에는 약초 702종을 수록하였고 수치(修治)[44]할 수 있는 211종도 함께 기록하였다. 조선시대에는 1610년(조선 광해군 2년) 허준(許浚)에 의해 〈동의보감 東醫寶鑑〉이 발간되었는데 동의보감에는 대략 7000개 처방이 수록되어 있다. 이중에 인삼을 구성약재로 사용하는 처방숫자는 약 170여개 이다. 이러한 처방에서 인삼의 효능은 보양(補陽) 및 양생(養生) 약재로 사용되었으며 이때부터 인삼은 약용인삼 중 영약의 반열에 오르는 실증적 기회가 된다[심정요림 1908].

---

[44] 수치(修治): 한의학에서 식물, 동물, 광물 등의 약재를 사용하기 위한 방법. 부피가 큰 것은 작게하고 단단한 것은 부드럽게 하며 독성이 있는 것은 무독화하는 방법임

우리나라에서 오늘날도 흔히 사용되고 있는 한방처방서인 〈방약합편〉(1884년, 고종 21년, 황필수 간행)에 올라 있는 467처방은 상중하의 삼통(三統)으로 분류하였는데 상통처방은 보제(補劑), 중통처방은 화제(和劑), 하통처방은 공제(功劑)로 구분하였다. 상통처방은 몸을 보(補)하는 처방 123개, 상처에 쓰는 처방 12개, 해독 처방 15개, 잡병 처방 14개로 구성되며, 중통처방은 화해(和解; 조화를 이루게 함)시키는 처방 181개이며 하통처방은 사(沙; 제거함)하는 처방 163개와 석은보유방(石隱補遺方)[45] 18개로 구성되어 있다. 이러한 기록으로부터 인삼이 배합되어 있는 132종 처방 중 약 94%가 상통과 중통에 들어있는 것으로 보아[남기열 2002; 남기열 · 박종대 2000], 인삼은 보약 또는 강장제로 사용되는 것임을 알 수 있으며 하통과 같이 특정질병에 대한 치료약으로 사용되는 것은 아님을 알 수 있다.

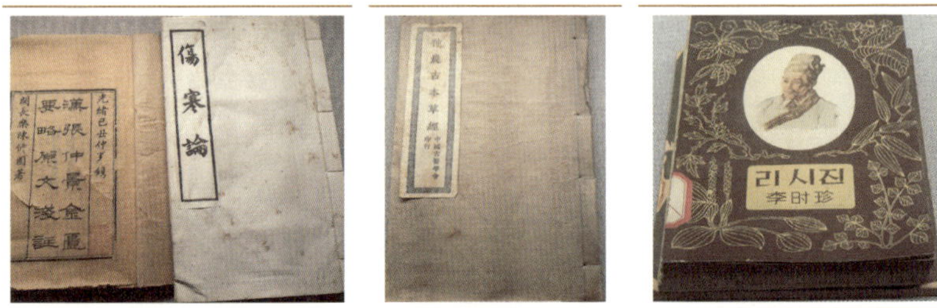

상한론 | 신농본초경 | 본초강목(한글판)

[그림 28] 인삼처방 고대 한의학서

*출처: 중국상해중의약대학(中國上海中醫藥大學 中醫藥博物館)소장, 저자 촬영

45 석은보유방(石隱補遺方): 부인의 정신착란질병을 치료하는 처방

군신좌사(君臣佐使) 이론

한방제의 구성이론(構成理論)을 보면 하나의 방제(方劑)에 "군(君), 신(臣), 좌(佐), 사(使)"라고 하는 4개의 요소로 구성되어 있다. 일군(一君), 이신(二臣), 삼좌(三佐), 사사(四使)인 셈이다. 이중 군약을 제일로 취급하고 있으며 군약은 처방중 활성성분(active component)을 보유하고 있다. 군약은 군주(君主)에 해당되며, 복방제 전체 약리작용의 방향을 주관하거나 조정하는 역할을 한다. 군약에는 〈신농본초경 神農本草經〉에서 분류된 상품약이 포함되며 신약은 중품약, 좌사약에는 하품약이 포함되는 경우가 많다. 인삼은 상품약으로 분류되어 복방제중 대부분 군약이지만 때로는 신약의 역할을 하기도 한다. 홍삼은 상술한 바와같이 인삼과 동일하게 취급된다. 인삼이 배합된 방제를 〈상한론 傷寒論〉과 〈금궤요약 金櫃要藥〉을 중심으로 분류하면 크게 2가지로 분류된다. 하나는 인삼이 배합생약 중에 가장 많고, 분명하게 방제의 중심을 이루는 처방군이다. 이의 처방예로는 인삼탕, 인삼영양탕, 사군자탕, 십전대보탕, 보중익기탕, 육군자탕, 귀비탕 등이 있다. 이들 처방의 임상응용은 주로 소화기능과 식욕기능이 쇠퇴한 상태를 개선하는 것으로 이른바 생명 에너지인 기(氣)를 증진시키는 보기약(補氣藥)에 속하며 이중 인삼이 제일의 약으로 알려져 있다. 또 하나는 인삼의 배합량이 다소 적지만 복방제중 군약으로 배합된 처방군을 들 수 있다. 이의 처방예로서는 소시호탕, 오수유탕(吳茱萸湯), 백호가인삼탕, 목방기탕, 맥문동탕, 반하사심탕, 황련탕 등이 있다. 이들 처방의 공통적 적응증은 번조(煩燥)로서, 즉 전신의 소모 상태 때문에 신경계 및 순환계 활동에 이상을 가져오는 임상증상에 주로 응용되며, 여기에서 인삼의 약효는 "전신 상태의 유시,

특히 중추신경 기능의 활동을 유지" 시키기 위한 목적으로 배합된 것으로 이해되고 있다. 또한 군약으로써 인삼은 다른 배합생약의 부작용이나 작용의 방향을 수정하기도 하는데, 이러한 목적으로 사용 시는 하품약으로 분류된 생약과 배합되며, 그 중에서도 반하와 조합을 이루는 것이 주목되고 있다. 처방예로서는 맥문동탕, 반하사심탕, 반하백출천마탕, 황령탕, 조등산(釣藤散), 강귀탕 등이다. 이는 인삼을 이들 하품약에 배합함으로써 반하의 작용을 상부소화관(上部消化管)으로 수속(收束)시켜 제토(制吐) 및 진경(鎭痙)의 약리효능을 발휘하도록 하기 위함이다[고려인삼 1993].

세계인삼 종류별 임상응용

세계 각국의 인삼들은 자생분포가 다르고 품종이 다르며 또한 사용 용도의 차이가 있다. 같은 용도라도 약효에 있어서는 차별되게 사용되어 왔다. 고려인삼(Panax ginseng)은 예로부터 자양강장(滋養强壯), 당뇨증상 개선 및 치료, 두뇌활력, 심신안정, 소화기 및 호흡기장해 개선치료, 순환기활력, 혈행개선 등 신체 및 정신의 거의 모든 분야에 효과가 있어 가히 영약(靈藥)으로서 손색이 없다. 이와 달리 서양삼(異名; 화기삼, Panax quinquefolius)은 혈액, 신경계, 호흡기계 질환의 개선에 효과가 있고, 전칠삼(異名; 삼칠삼, Panax notoginseng)은 오직 혈액관련 질환의 치료에만 이용되어 왔다. 따라서 오늘날까지 고려인삼이 다른 삼들과 달리 귀하게 취급되고 고가로 유통되고 있는 것은 어쩌면 당연한 결과이다. 한편 중국의 길림성(吉林省) 지역에서도 고려인삼(Panax ginseng)이 재배되는데, 한의학계에서는 중국에서 재배된 것은 한국에서 재배된 것에 비해 보양(補陽)의 힘이 떨어지는 것으로 인식하고 있다. 따라서 같은 용도로 중국삼을 사용할 경우는 50~100% 정도 처방량을 늘려서 복용토록 하고 있다[고려인삼의 이해, 2008].

5. 섭취방법

섭취량

인삼 및 홍삼은 일반적으로 건강용으로는 하루에 3~6g(분말 6g, 농축액 3g) 정도를 추천하지만 봄이 허약해서 빠른 시간내에 약효를 보고 싶을 때는 이보다 10배까지의 양도 허용하고 있다. 〈한국 생약 규격집(해설)〉에는 인삼 복용량에 대해 하루 1.5~10.0g 이지만 많을 경우 30g까지로 함량의 범위를 매우 넓게 잡고 있다. 또한 〈동의보감〉, 〈제중신론〉 등 조선시대 한방의서에 수록된 인삼 함유 처방 중 인삼의 평균 배합량은 1첩 기준 9~11分(1분: 0.375g)으로 이를 환산하면 3~4g에 해당한다. 1일 2첩(현대적으로는 1포에 해당, 1포=2첩)을 복용할 경우 인삼복용량(원물분말로 환산)은 6~8g 이다[최신고려인삼 1996]. 홍삼의 경우도 지금까지 연구된 결과를 통하여 알려진 상용 복용량은 홍삼분말의 경우 6g, 농축액의 경우 3g 이다. 이러한 용량은 장기 복용해도 특이한 부작용이 나타나지 않은 것으로 평가되고 있다[남기열 · 박종대 2008].

섭취법

고려인삼 및 홍삼은 관행적으로 달여서 복용하는 방법과 농축액(extract), 분말(powder), 캡슐(capsule) 등으로 복용하는 방법이 있다. 탕제나 추출물의 경우 상당히 다량 복용이 가능한 반면 인삼/홍삼분말의 경우는 용적이 커서 다량 복용은 곤란하다는 단점이 있다. 인삼의 복용형태를 보면 인삼 단독으로 복용하는 독삼탕(獨蔘湯)과 처방약의 생약을 함께 넣어 복용하는 복방제 방법이 있다. 이때 인삼(白蔘)은 절단이 쉽지만 홍삼(紅蔘)은 곤란하므로 절편(slice)으로 자른 후 달여서 복용한다. 이러면 물과의 접촉면적이 증가하여 홍삼내 유효성분이 잘 추출되어 나온다. 홍콩 등 동남아 지역의 소비자들은 고가제품인 홍삼을 이렇게 절편으로 만든 후 뜨거운 물에 우려서 복용하는데 이러한 이유는 추출율 증가와 내용조직에 대한 품질확인 차원에서 행한다고 한다. 절편을 만드는 방법으로 홍삼은 백삼과 달리 매우 딱딱하므로(수분함량 15% 이하) 그대로는 얇게 절편으로 썰 수 없기 때문에 토스터기나 전자렌지에 넣고 약 2분 가량 살짝 가온한 후 누굴누굴해지면 직접 작두나 칼로 얇게 썬다. 또한 홍삼을 거즈나 망사에 싸서 압력솥에 넣고 고온가습하여 절단하는 것도 하나의 방법이다. 홍삼단방처방의 예로서 독삼탕을 복용할 때 빈혈, 비위(脾胃), 기허(氣虛)같은 보익제(補益劑)의 목적으로는 1.5~3g, 탈수(脫水), 심부전(心不全) 같은 강심제(强心劑)로 사용할 경우는 3~6g, 대출혈(大出血), 쇼크위급상태 같은 구급(救急)처치제로 사용할 경우는 양을 증량하여 한번에 15~24g을 사용한다.

달이는 방법은 물 1리터(정확히는 0.9리터)를 약탕기에 넣고 물이 1/3이 될 때까지 약 2시간 정도 서서히 달여서 1일 식간(식사 중간)에 2~3회 복용한다(표 31). 또한 홍삼복방 처방의 예로서 건강증진의 목적으로 장기 복용할 경우는 홍삼(12~20g), 대추 3~4개(10g), 생강 0.5~1개(3g)에 물 1리터(정확히는 0.9리터)를 약탕기에 넣고 상기와 같은 방법으로 물이 1/3이 될 때까지 약 2시간 서서히 달여서 1일 식간에 2~3회 복용한다. 병후 전반적 체력저하 때문에 단기 복용하고자 할 경우는 홍삼 50~60g을 넣고 대추, 생강 등은 동일한 방법으로 복용하고 증세에 따라 복용량과 횟수를 적절히 조절할 수 있다(표 32). 또한 홍삼절편을 도자기 컵에 넣고 끓는 물을 부어 우려내어 복용하는 방법도 있다. 홍삼은 전분이 호화된 상태로 되어 있어 백삼과는 다르게 뜨거운 물에서 내용성분이 잘 용해되어 추출되어 우러나온다. 물 약 150ml(1.5컵 정도)에 홍삼을 넣고 구기자 소량을 넣은 후 중탕하여 복용하는 방법도 있다. 직접 절편을 입에 넣고 녹여서 씹어 먹을 수도 있다[고려인삼의 이해 2008].

[표 31] 홍삼 단방처방

구 분		중량	비 고
단방처방 (독삼탕)	보익제(補益劑)	1.5~3g	빈혈, 비위(脾胃),기허(氣虛)
	강심제(强心劑)	3~6g	탈수(脫水), 심부전(心不全)
	구급(救急)처치제	15~24g	대출혈(大出血), 쇼크위급상태

*출처: 고려인삼의 이해 2008; 裵秉哲 1993

[표 32] 홍삼 복방처방

구 분	처 방	중량	비 고
장기복용 (건강증진)	홍삼 대추 생강 물	12~30g 10g 3g 0.9~1.0리터	대추 3~4개 생강 0.5~1개
단기복용 (병후쇠약증상)	홍삼 대추 생강 물	50~60g 10g 3g 0.9~1.0리터	대추 3~4개 생강 0.5~1개

*출처: 고려인삼의 이해 2008

균형섭취

홍삼사포닌은 홍삼제품의 품질관리를 목적으로 하는 지표성분의 하나이며 일부 효능을 가지고 있지만 홍삼의 효능전체를 대표하지는 않는다. 홍삼에는 사포닌을 비롯하여 홍삼의 유효성분인 비사포닌계 산성다당체, 아미노당(AFG) 등이 함유되어 있으며 이들은 홍삼의 부위별로 그 함량이 다르며, 추출용매에 따라서도 각 성분의 추출율이 다르다. 홍삼제품은 제조사별로 다른 제조 공정을 가지고 생산하므로 회사별 홍삼제품의 품질은 서로 다르게 된다. 이런 측면에서 최소한의 품질관리를 목적으로 국가에서는 사포닌을 지표성분으로 관리하고 있는 것이다. 그러나 사포닌이외 효능을 가지는 비사포닌 성분도 중요하므로 균형있는 섭취가 중요하다. 인삼은 동체와 미삼(잔뿌리)의 비율이 약 75 : 25로 구성되어 있으며 동체에는 비사포닌 성분이 많이 함유되어 있고 미삼에는 사포닌 성분이 많이 함유되어 있다[Lee

SM et al 2015]. 인삼산업법 시행규칙(별표 3의 2)를 보면 조사포닌 함량이 본삼류는 2.0% 이상, 중미류는 3.0% 이상, 세미류는 5.0% 이상이라고 명시되어 있다. 즉 인삼의 뿌리부분인 미삼부위는 표피가 많아 사포닌 함량이 높은 것이다. 인삼은 예로부터 동체와 지근을 함께 섭취하였으며 〈동의보감 東醫寶鑑〉을 살펴보더라도 동체와 함께 지근을 함께 섭취하였을 때를 전제로 인삼의 효능을 설명하고 있다. 우리나라 뿐만 아니라 중국, 일본, 유럽의 약전들에서도 홍삼은 그 성상이 동체와 지근은 함께 하는 것으로 정의 되어있다. 이러한 사실을 고려하면 동체와 미삼을 적절한 비율로 섭취하는 것은 사포닌 및 비사포닌의 균형섭취 측면에서 적절하고 중요하다.

》 지표성분과 기능성 성분 차이

건강기능식품 기능성 원료 및 기준규격 인정에 관한 규정의 지표성분과 기능성 성분의 정의를 보면 기능성분은 원료 중에 함유되어 있는 기능성을 나타내는 성분이고 지표성분은 원료 중에 함유되어 있는 화학적으로 규명된 성분 중에서 품질관리의 목적으로 정한 성분을 말한다(표 33)[건강기능식품공전 2021; 건강기능식품 기능성 원료 인정에 관한규정 2021; 식품의약품안전청고시(제2010-76호) 2010.10.29.시행]. 즉, 인삼사포닌인 진세노사이드는 인삼의 지표성분으로서 품질관리를 목적으로 설정되어 관리되고 있으며, 위에서 설명한 바와같이 사포닌 함량은 인삼의 3~6% 정도로 인삼의 효능이 사포닌 함량의 많고 적음에 크게 좌우되지 않는다. 홍삼에는 사포닌이외에도 폴리아세틸렌, 페놀화합물, 아미노당, 산성다당체 등 다양한 생리활성물질이 함유되어 있다. 따라서 홍삼품질은 홍삼에 함유된 한두가지 지표성분보다는 홍삼 유효성분의 균형적인 조화와 제품의 안전성과 이를 바탕으로 한 홍삼의 효능이 중요한 품질기준이므로 소비자들은 이를 잘 고려하여야 한다.

[표 33] 기능성분과 지표성분의 정의

구분	주요 내용
기능성분	· 원료 중에 함유되어 있는 기능성을 나타내는 성분
지표성분	· 원료 중에 함유되어 있는 화학적으로 규명된 성분 중에서 품질관리의 목적으로 정한 성분

*출처: 식약처 건강기능식품 기능성원료 및 기준규격 인정에 관한 규정 2021

홍삼 지표성분

인삼사포닌은 홍삼이 소구하는 모든 효능을 나타내는 성분은 아니다. 그러나 식품의약품안전처(KFDA)에서는 홍삼에 함유되어 있으면서 품질분석에 용이한 ginsenoside-Rb1, Rg1, Rg3(s) 3가지 성분을 홍삼제품의 품질관리 지표로 지정하여 관리하고 있다. Rg3에는 Rg3(r)와 Rg3(s) 두가지 이성체가 있는데 Rg3(r)은 물에 대한 용해성이 좋지 못하므로 식약처에서는 두성분의 합으로 하지 않고 물에 대한 용해성이 좋고 분석이 용이한 Rg3(s)만을 지표성분으로 선정하였다. 식약처는 지표성분과 기능성분의 차이를 구분하여 규정하고 있는데 2009년 6월 29일 고시한 "건강기능식품 기능성 원료 인정에 관한 규정"(식품의약품안전청 고시 제2009-39호) 제2조(정의) 2항에서 "**기능성분**이라 함은 원료 중에 함유되어 있는 기능성을 나타내는 성분을 말한다"고 정의하고 있다. 또한 3항에 "**지표성분**이라 함은 원료 중에 함유되어 있는 화학적으로 규명된 성분 중에서 품질관리의 목적으로 정한 성분을 말한다"고 정의하고 있다. 또한 식약처에서 2012년 1월 26일 공고한 한약(생약)제제 등의 품목허가신고에 관한 규정 일부개정고시 행정예고(식품의약품안전청 공고 제2012-13호)에서도 '지표성분'은 한약(생약)제제에 함유된 물질로 품질관리를 위한 분석적 목적으로 사용되는 성분 또는 성분군이라고 정의하고 있다. 이와같이 지표성분과 기능성분은 차이가 있는 것이다.

수삼 및 홍삼의 전처리

① **씻기:** 흙이 묻은 수삼을 깨끗한 물에 10분 정도 담그어 불린 후 흐르는 물에 칫솔이나 부드러운 솔을 이용해 사이사이에 낀 흙까지 닦아낸다. 홍삼은 수삼을 미리 세척하여 제조한 상태이므로 구입한 후 씻지않고 바로 사용해도 된다.

② **물:** 수삼이나 산야초를 씻거나 달일 때 사용하는 수돗물은 고무호수를 사용하지 않는 편이 좋다(참고: 왜냐하면 고무호수에는 페놀류 가소제[46]가 함유되어 있어서 수돗물과 만나면 락스냄새(클로로페놀[47] 생성)가 날 가능성이 있기 때문이다). 수돗물도 좋으나 수돗물을 사용하려면 직수를 바로 사용하던지 스테인레스 호수를 사용하는 편이 좋다. 수돗물은 받아서 하루정도 놓아둔 후 사용하면 좋다. 가급적 생수를 사용하는 편이 좋다.

③ **다듬기:** 홍삼과 달리 수삼의 경우는 잔뿌리를 다듬고 뇌두를 잘라낸다. '인삼정과' 등과 같이 인삼의 형태를 그대로 살리는 경우가 아니라면 대부분의 경우 뇌두를 사용하지 않는편이 좋다. 미삼(잔뿌리)은 인삼차나 나물무침 등에 활용하면 좋다.

④ **썰기:** 홍삼은 그 상태 그대로 넣든지 자를 수 있으면 잘라서 넣으면 추출효율이 증가한다. 수삼은 달일 때는 아무렇게나 잘라도 상관없으나 요리하여 먹을때는 가로로 둥글게 하며 나물무침과 김치에는 어슷썰기나 채썰기하고 구이를 할때는 길고 얄팍하게 잘라주는 편이 보편적이다. 삼계탕에 쓸 때는 통째로 또는 큼직하게 잘라서 사용하면 된다. 삼계탕에 홍삼을 넣을

46 가소제(plasticizer): 플라스틱에 첨가하여 열가소성을 증대시킴으로써 성형가공을 용이하게 하는 물질

47 클로로페놀: 페놀의 한종류

때는 수삼의 1/3 정도가 적당하며 홍삼분말을 소량 넣어서 사용해도 좋다.

⑤ **보관하기:** 수삼은 수분이 75% 이상으로 상온에서는 쉽게 곰팡이가 발생하기 때문에 냉장 보관해야하며, 냉장실에서 꺼낸 수삼은 즉시 사용하는 편이 좋다. 상온에 노출될 경우 곰팡이 포자가 많이 증식되고 냉장조건하에서도 곰팡이가 발생하기 때문에 구입한지 2주 안에는 섭취하는 것이 좋다. 한번씩 쓸 양만을 소량으로 포장해서 보관한다. 약간의 수삼을 보관할 때는 신문지에 싸서 서늘한 곳에 보관한다. 약간의 물을 몸통에 뿌려 보관하면 보다 싱싱하게 보관할 수 있다. 양이 많을 때는 깨끗이 씻어 편으로 썰어서 냉동보관하는 것이 좋다.

인삼 달이는 법

① 약탕관은 요즘 돌이나 유리, 스테인레스 같은 재질의 제품이 많이 나와 있으므로 이것을 사용하고 질그릇도 좋다(가급적 철성분이 있는 금속그릇은 피한다).

② 수삼 3뿌리, 대추 3개, 생강 1/2쪽, 물 2리터를 약탕기에 넣은 후 2시간 동안 물이 2/3이 되도록 달인다(이때 수삼의 경우 뇌두는 제거).

③ 물은 가급적 생수가 좋다. 수돗물일 경우 하루정도 정치한 후 사용한다.

④ 달인 인삼물은 반드시 냉장고에 보관해야하며 상하기 쉽기 때문에 2~3일 내에 먹는다.

⑤ 한번 달인 인삼은 추출후 남은 인삼을 1~2회 정도 재탕하여 사용해도 된다. 재탕시에는 추가로 소량의 수삼을 첨가하고 재

탕에 사용해도 좋다. 재탕후 남한 수삼은 말린 후 가루를 내서 복용해도 좋고 화훼류의 거름으로도 사용할 수 있다.

홍삼 달이는 방법

① 원료 홍삼은 수삼을 세척하여 홍삼을 제조하는 과정 중 흙, 모래 등의 불순물을 제거하여 없으나 먼지 등이 있을 수 있으므로 물로 깨끗이 씻어낸다

② 홍삼은 수삼보다 단단함으로 찬물일 때부터 넣어 처음에는 센불로, 끓기 시작하면 중간 약불에서 은근하게 오랫동안 달여야 좋다.

③ 홍삼을 다릴 때, 대추 등의 재료와 같이 달이면 맛이 은은해서 마실 때 부담없이 마실 수 있다(참고: 홍삼을 높은 온도에서 2~3일 동안 너무 오랜시간 달이게 되면 일부 사포닌 성분이 가수분해될 수 있고 너무 낮은 온도로 달이면 유효성분이 충분히 추출되지 않는다. 가정에서는 80~90도의 온도에서 12~24시간 내외 정도 달이는 것이 적당하다).

6. 궁합요리

홍삼 스프(soup)

음식에 넣어 먹는 방법도 있는데 스프(soup) 형태로 조리하는 방법으로는 닭고기, 돼지고기 등에 홍삼을 넣고 조리하여 복용할 수도 있다. 수삼은 생것으로 먹거나 믹서에 갈아서 즙으로 마실 수 있으며 이때 조청, 꿀, 우유 등을 넣어서 복용한다. 아울러 백삼, 홍삼도 미찬가지로 달여서 먹거나 삼계탕에 넣어서 조리하여 먹는다. 수삼 및 홍삼은 다양한 요리법(레시피)에 활용하여 사용할 수 있다. 인삼에 열

을 가하면 특유의 쓴맛이 줄어들고 당도가 높아져 그 맛이 깊어진다. 가열한 인삼이나 홍삼분말을 국물요리나 육류요리, 디저트 등에 첨가하면 건강도 증진시키면서 잡냄새도 잡아주어 다양한 요리에 활용할 수 있다. 인삼을 요리하면서 기름을 더하게 되면 인삼의 쓴맛이 줄고 단맛을 느낄 수 있으며 고유의 향도 좋아지게 된다[농진청 인삼특작부 2021].

홍삼+꿀

홍삼에는 당질, 무기질, 단백질, 지방 등과 사포닌, 다당체 등이 들어 있다. 인체에 열량은 낮은 편이어서 꿀을 함께 섭취하면, 칼로리를 보충하면서 유용한 효과를 볼 수 있다.

홍삼+닭고기

홍삼의 사포닌 성분은 고단백질인 닭고기의 닭냄새를 없애주며 느끼한 맛을 개선하고 닭고기의 불포화지방산을 분해시켜 소화를 돕는다.

홍삼+돼지고기

홍삼은 돼지고기의 누린내를 잡아줄 뿐만아니라 잡냄새를 줄여주어 풍미를 개선하여 준다. 또한 찬 기운을 지닌 돼지고기로 인해 속이 불편해지는 것을 예방해 준다.

홍삼+삼겹살

홍삼은 돼지고기와 마찬가지로 삼겹살의 누린내를 잡아주고 잡냄새를 개선하여 준다. 특히 삼겹살의 기름이 인삼의 쓴맛을 줄여 주고 단맛을 느끼게 해주는 상보적인 효과를 나타낸다.

홍삼쉐이크(홍삼+마+꿀+우유)

홍삼분말과 마, 꿀, 우유를 함께 넣어서 믹서로 갈아서 먹으면 홍삼의 고유한 맛과 영양소를 함께 즐길 수 있다.

홍삼비빔밥(홍삼+버섯+달걀프라이+양념장)

홍삼분말을 비빔밥에 소량 넣으면 홍삼의 쌉싸름한 맛은 참기름과 어울려 쓴맛이 억제되고 다양한 야채와 어울려 건강과 맛을 더하여 준다.

홍삼+찹쌀

찹쌀은 성질이 따뜻하고 달기 때문에 위장이 약해서 늘 속이 거북한 사람이나 땀이 많은 사람에게 좋다. 일반적으로 쌀에 비해 고소한 맛도 강하고 소화도 잘되어 여러모로 이롭다. 찹쌀의 소화속도는 일반쌀보다 느리지만 천천히 분해되어 든든하다. 하지만 껍질을 제거하고 정제한 곡류이기 때문에 칼슘과 철분, 섬유소의 함량이 부족하기 때문에 밥이나 죽을 할 때 홍삼분말과 함께 먹으면 홍삼의 유용성으로 부족한 생리작용을 보충할 수 있다.

홍삼+청국장

홍삼과 청국장이 만나면 청국장 특유의 냄새는 홍삼향으로 인해 어느 정도 마스킹되어 줄어들고 영양은 배가된다. 일반 청국장에 홍삼분말을 잘 섞어서 먹어도 좋다. 영양과 기능성을 고려하여 청국장을 만들 때 홍삼달인 물을 사용하여 만들기도 한다.

7. 인삼 상식

철과 접촉회피

철기용기나 철기도구를 사용하지 않도록 주의한다. 인삼을 달이거나 복용시 철기용기의 접촉은 피해야 한다. 예로부터 백삼제조시 인삼의 표피제거는 대나무칼(竹刀)를 사용하였다. 이는 인삼 중에 함유되어 있는 항산화(抗酸化)성분인 페놀성 성분(phenolic component)이 철과 결합하여 불활성화 되기 때문이다. 현재는 스테인레스의 등장으로 철(鐵)과의 산화현상이 일어나지 않고 편리하게 인삼을 복용할 수 있게 되었다.

홍삼과 보약의 차이

홍삼은 보약의 개념에서는 보기약(補氣藥)에 속한다고 볼 수 있다. 특히 홍삼은 증삼(蒸蔘)과 건조과정을 거치면서 일부 유효성분(진세노사이드, 다당체)의 함량이 증가된다. 우리가 식품이나 건강식품으로 섭취하는 용량은 한방보약에 들어가는 복용양에 비해 상대적으로 소량이므로 아주 특이한 체질을 제외하고는 장기섭취해도 이상반응이 없고 각종 질병의 예방에 유의한 효과를 나타낸다.

홍삼농축액의 고형분이란

홍삼농축액의 고형분은 건조하여 수분함량을 제거하고 남은 고형상태를 말한다. 예를들어 고형분이 64%일 경우 수분함량은 36%이다.

홍삼이 인삼에 비해 쓴맛이 약한 이유

이는 홍삼이 만들어지는 과정중에 수삼의 증숙과 건조과정을 통해 비효소적 갈색화 반응이 진행되기 때문이다. 비효소적 갈색화반응이란 전분과 같은 다당류 들이 가수분해를 통해 단당류로 분해되어 감미물질과 구수한 맛을 내는 갈변물질이 생기기 때문이다.

인삼과 배합금기

본초강목에 따르면 인삼복용시 특별히 금기해야 할 음식은 없다. 그러나 타생약제와의 배합금기에 대해서 인삼은 여로(藜蘆, 일명 박새풀)와 배합금기로 되어있다. 또한 오령지(五靈脂, 날다람쥐의 배설물), 노함(滷鹹, 염화마그네슘)을 싫어하므로[鈴木 1979] 인삼과 이들 약제와는 상호배합하여 달일 때 주의할 필요가 있다.

인삼의 체질별 효과

사상체질별 백삼과 홍삼의 (에탄올)추출물을 섭취한 후(체질별 각 5명 임상) 면역효능 활성을 측정한 결과 백삼은 소음인의 경우 가장 높은 임파구 증식능, 니트릭옥사이드(NO) 생성, 면역활성단백질(TNF-α) 분비능을 보였다. 반면에 소양인의 경우는 가장 낮은 면역활성을 나타내었다. 그러나 홍삼의 경우는 각 체질군에서 차이가 없이 모든 군에서 면역활성이 관찰되었다. 따라서 백삼의 경우는 소음인이 섭취하였을 때 가장 높은 면역증진 효과를 나타내고, 홍삼은 체질별로 상관없이 섭취하여도 면역증진 효과를 나타낸다[최재호 · 오덕환 2009]. 다만 이것은 면역에 국한된 실험결과일 뿐으로 다른 약리효능에 대해서는 지속적인 연구로 좋은 결과를 도출하는 것이 필요하다. 한방적으로 인삼은 보비건위(補脾健胃) 효능이 우수하여 일반적으로 소화기능이 약한 사람인 소음인(少陰人)에 잘 맞는다. 또한 고려삼은 특정장기에만 국한하는 것이 아니고 전반적 신체기능을 비특이적(非特異的)으로 정상화(正常化) 시켜주는 다양한 효과가 있다는 것이 많은 약리실험을 통해 밝혀졌다.

어린이, 유아 섭취

생후 12개월이 지나면 섭취할 수 있다. 섭취하면 식욕증진 및 두뇌발달에 도움을 줄 수 있다. 유아는 100% 인삼 및 홍삼추출물 형태가 좋으며 섭취량에 유의하여 과량 섭취해서는 안된다. 어린이의 경우 특히 허약체질에 효험이 있고, 성장발육, 두뇌발달에도 도움이 되며 성장 후 체력 증강에도 도움이 된다. 다만 과량복용은 피하고(섭취량은 성인의 1/3이하), 보호자 관리하에 복용을 권장한다. 최근 미국 FDA(FOOD & DRUG ADMINISTRATION)에서 홍삼농축액의 어린이에 대한 섭취권장량을 설정함으로써 글로벌 수준에서 홍삼의 안전성이 확실히 인증되었다[US FDA NDI 2020].

기억력 개선효과

기억력이란 어떤 자극이나 인상, 경험 등을 자신의 의식속에 오래 간직하는 능력을 말하고, 집중력은 한가지 일에 몰두할 수 있는 능력을 말한다. 특히 기억력은 사물을 분별하고 인지하는 능력으로 인해 학습의 기초가 된다. 그런데 사람은 나이가 들면 뇌세포가 감퇴하여 노화한다. 신체가 노화되면 기억력과 집중력이 떨어져서 인지능력도 덩달아 감퇴하게 된다. 홍삼은 면역력과 함께 기억력을 향상시키는 효능이 인정되었다(KFDA 건강기능성 공인). 홍삼의 진세노사이드 성분(Rg1, Rb1)이 뇌의 해마에서 아세틸콜린의 유리상태를 촉진함으로써 콜리너직 신경계(cholinergic)를 활성화시켜 인지력을 향상시키기 때문임이 밝혀졌다[Lee ST et al 2008]. 또한 영국 노섬브리아대 데이비드 케네디 (Kennedy)교수팀의 결과에 의하면 건강한 임상 지원자들에게 홍삼을 투여한 결과 사람의 기억력과 인지기능 역시 좋아진다는 사실을 확인한 바 있다[Kennedy Do et al 2001]. 노인들뿐 아니라 시험을 앞둔 수험생들에게도 홍삼은 좋은 효과를 나타낸다. 시험을 앞둔 수험생의 뇌는 인체 산소 소비량의 20%를 차지할 정도로 대사기능이 활발하다고 알려져 있다. 이때 뇌는 에너지원으로는 포도당(glucose)만을 사용한다. 그런데 한국 농촌진흥청이 임상시험을 통해 홍삼의 진세노사이드 성분이 뇌에서 에너지로 사용되는 포도당의 흡수를 촉진하여 혈액순환을 원활하게 함으로써 기억력을 높여준다는 사실을 밝힌 바 있다[생활속의 고려인삼 2008]. 이처럼 홍삼은 기억력 개선 및 인지력에 탁월한 효과를 나타낸다.

임신하였을 때 섭취

한방의서에 인삼은 임신금기약물로 포함되어 있지 않다. 임신중 복용은 산모와 태아의 건강에 좋은 영향을 미친다고 인식되어 있다. 연령과 출산경력이 비슷한 임산부 88쌍(인삼복용군과 비복용군)을 대상으로 한 대조연구(對照硏究, case control study)에서 두 군간 배아(胎兒)에 어떤 유의한 차이가 없었고, 특히 인삼복용군에서 자간전증[48]

(子癎前症, Preeclampsia)의 발생이 감소되었다는 것이 보고된 바 있다 [Chin RKH 1991]. 다만, 임신 중 여성은 일반적으로 복약(服藥)을 신중히 하는 것이 상식이므로 한번에 과량 복용은 피하고, 필요시 의사의 지시에 따라 복용하는 것이 좋다[남기열 2000].

노년층과 병약자의 유용성

지금까지 많은 연구결과에 의하면 고려 홍삼과 그 성분이 면역기능을 증강시키고 노화 방지에 효과가 있는 것으로 밝혀지고 있다 [Hirokawa K 1998, Wang LCH 2000, Bucci LR 2000]. 홍삼의 효과는 일반적으로 정상적 조건보다 비정상적 조건하에서 크게 발휘된다. 나이의 차이에 따라 어떤 차이가 있는 것이 아니라 신체적 조건이 어떤 상태이냐가 중요하다. 대부분 20대의 젊은 연령층을 대상으로 수행된 많은 임상적용시험에서도 홍삼제품은 육체적 정신적 운동수행 능력의 향상효과가 있음이 밝혀졌으며 세계 각국의 스포츠 스타들도 인삼제품을 애용하고 있다. 중국의 중일우호병원(中・日友好病院)에서 젊은 30세 전후 젊은 연령층(55명)과 58세 전후의 장노년층(50명)을 대상으로 한 임상실험에서 홍삼을 투여(3g/일, 1개월)하였을 때 모든 군에서 운동 부하시 심장기능을 개선시켜주는 효과를 보였다[Jin EY 2000]. 홍삼은 노년층 및 병약자의 경우 젊은층보다 효과가 크게 나타나지만 건강한 젊은층의 경우에도 효과가 나타나므로 건강상태의 유지와 예방적 차원에서 고려삼의 복용이 권장된다.

48 자간전증(子癎前症, Preeclampsia): 임신후기에 관찰되는 중독증상으로 고혈압, 부종과 같은 증상

여름철에 홍삼의 복용여부

홍삼은 인체의 신진대사를 촉진하는 효과가 탁월하며 하절기 무더위로 기력이 저하될 때 부족한 에너지를 보충하여 준다. 섭취후 온감이 증가한다는 것은 체온이 상승하는 것이 아니고 혈액순환이 활발하게 일어나고 있다는 증거이다. 계절에 상관없이 연중 섭취가 가능하다. 한편 고려삼에 함유된 진세노사이드 성분 중 하나인 알지원(Rg1)은 고온환경에 처했을 때 일어나는 체온상승을 억제하고 고온에 의한 행동장해를 완화시켜 생체의 항상성(恒常性)을 유지하는 작용이 있다는 것이 실험적으로 확인되었다[Fukagawa K & Sakata T 1996]. 바로 이러한 결과는 더위로 기력이 저하되었을 때 또는 여름철 더위를 이기기 위해서 고려삼을 복용하는 우리나라의 전통적 복용법의 유용성을 뒷받침하는 과학적 근거이다. 동남아 같은 고온다습한 지역에서도 고려삼이 유용한 이유가 될 수 있다. 인삼은 고온환경에 완충적 효과를 발휘하며 반대로 추운(寒冷)조건 하에서는 인삼의 사포닌 성분이 체온저하를 방어해 주는 항상성 효과도 있다[최신고려인삼 1996]. 이러한 연구결과들은 비생리적 환경에 처했을 때 정상적인 조건으로 정상화 방향으로 효과를 발휘하는 것으로 이해할 수 있다. 몸이 약하거나 노약자들에게 인삼이 잘 받는다고 하는 이유이다. 일본 큐슈 대학 의학부 후지모토 교수[Fujimoto K 1989]와 오이타 대학 의학부 사카다 교수팀[Sakada T 1995]은 홍삼이 고온환경(高溫環境)에 처했을 때 일어나는 신제적 상해를 개선시켜주며, 일부 내재성 발열물질에 의한 체온상승을 억제하는 완충작용(緩衝)이 있다는 사실을 실험적으로 입증한 바 있다[Yoshimatsu H 1993].

따뜻하게 먹는 것과 차게 먹는 것

보통 한약은 따뜻하게 먹거나 상온으로 섭취하므로 홍삼의 섭취 방법은 따뜻하게 먹거나 상온으로 섭취하는 것이 좋다. 그러나 여름철에 냉장보관하여 시원하게 섭취하여도 효능에는 차이가 없다.

홍삼은 어느때 먹어야 하나

홍삼은 소화에 관여하는 위장을 편안하게 해주며 효소작용을 도와주므로 어느 때나 섭취하여도 괜찮다. 그러나 위와 장기능이 약한 노약자나 환자의 경우에는 식후에 섭취하는 편이 좋다. 공복시에 섭취하면 흡수는 빠르게 되지만 허약자나 노인들 같은 경우는 위와 장의 기능이 약하므로 부담을 줄 수 있기 때문이다.

수술전후 섭취시 주의사항

홍삼은 혈소판 응집억제를 통해 혈전(핏덩어리) 생성을 막아주고[고려인삼의 이해 2008], 혈액 내 중성지방 분해효소(LPL, lipoprotein protein lipase)를 활성화시켜 중성지방의 분해를 촉진해 혈액흐름에 도움을 준다[Kwak YS et al 2010]. 건강식품공전에서도 홍삼은 섭취시 혈액흐름에 도움을 준다고 명기하고 있다[건강기능식품공전 2021]. 혈압이 약간 있는 사람이나 고지방식이를 자주 섭취하는 사람이 홍삼차를 마시면 혈전이 예방되는 것도 바로 이런 이유 때문이다. 그러나 역설적으로 수술할 때는 피가 엉겨야 출혈이 멎을 수 있기 때문에 수술 받기 1주일 전부터 수술 후 1주일까지는 홍삼섭취를 피하는 것이 좋다. 이러한 이유로 항혈액응고제(전문의약품)를 복용하는 환자는 피하는 것이 좋다.

고려삼을 복용하면 코피가 나는 등 부작용 여부

동남아지역이나 중국 등지에서 고려인삼은 비출혈(鼻出血, 코피)등의 체열상승에 의한 부작용을 나타낸다고 얘기하고 있으나 중국의 중일우호병원(中・日友好病院)에서 고려삼을 대상으로 한 임상연구에서 사실이 아님이 확인되었다. 즉, 위약군(僞藥群)(20명)과 고려삼 투여군(55명: 3g/일, 1개월 투여) 간에 부작용 증상 발생빈도에서 유의한 차이가 발견되지 않았다. 다만 우리가 먹는 식품도 사람에 따라 알러지 반응이 일어날 수 있는 것처럼 사람에 따라 극히 드물게 불편감으로 피부에 반점이 생기거나 가려움증, 설사, 두통, 상열감 등이 생길 수 있다[Garabin IG 2000]. 이것은 개인에 따라 복숭아, 고등어 등의 식품에 나타나는 알러지 현상과 유사한 수준이며 계속해서 이러한 불편감이 발생하면 섭취량을 감량하거나 중지하면 별 문제가 없다. 사람에 따라서는 체질과 신체조건이 다를 수 있으므로 명현반응(瞑眩反應)과 알러지 반응이 나타날 수 있다. 명현반응은 한의학상의 해석으로는 섭취후 일시적으로(약 3~4일간) 나타나는 반응으로 치유되어 가는 과정에서 예기치 않게 일시적으로 다른 증세가 유발되었다가 완치되는 과정을 일컫는 말이다. 또한 알러지 반응도 섭취를 중단하면 이상반응이 없어지게 된다. 고려삼은 한의학에서 장기복용이 가능하고 무독한 상약(上藥)으로 분류되어 오랫동안 한약이나 건강식품으로 활용되어 왔다[남기열 2000]. 이것은 우리선조들이 수천년 동안 복용하면서 경험적으로 인체시험을 거쳐 안전성이 입증된 안전한 건강식품이라는 것을 의미한다.

몸에 열이 많거나 고혈압일 때 섭취여부

감기에 걸려 고열이 있는 경우는 섭취를 금하는 편이 좋다. 이럴 경우는 몸이 질병과 싸우는 중이므로 안정화된 후 섭취하는 편이 좋다. 그러나 홍삼섭취 후 느끼는 온감(溫感)은 신진대사가 활발히 일어나서 혈액순환이 잘되기 때문이며 정상적인 조건에서는 일반적으로 열을 올리지 않는다. 따라서 고려삼은 감기로 기력이 저하되었을 때 체력 보강을 위해서 또는 감기가 걸리기 전에 예방을 위해서 섭취하면 좋다. 인삼은 한방에서 장기복용이 가능하고 무독(無毒)한 상약(上藥)으로 분류하고 있다. 실험적으로 인삼은 급성 및 만성 독성이 거의 없는 것으로 평가되었고, 그 동안의 많은 임상실험에서도 유의할 만한 부작용은 발견되지 않았다. 특히 혈압상승이 인삼의 부작용으로 흔히 추정되고 있지만 일본의 13개 병원에서 약 300여명을 대상으로 홍삼을 사용한 임상조사에서 그러한 경향은 인정되지 않았다[Yamamoto M 1990]. 다만, 혈압이 높아서 전문의약품을 복용하고 있는 경우라면 전문가의 의견에 따라 섭취를 하는 편이 좋다.

고려삼의 섭취시 열의 발생 유무

고려삼은 혈류량을 증가시켜 인체의 신진대사를 촉진한다. 혈액순환이 왕성해지면서 우리 몸에 에너지를 빠르게 공급하게 되고 이때 수반되는 에너지 대사량에 따라 온감을 느끼게 되는 것이다. 실제 체온이 상승되거나 혈압이 올라가는 것은 아니며 인체에서 효능이 나타나면서 일시적으로 나타나는 호전반응으로 설명할 수 있다. 즉, 밥을 먹으면 든든해지고 몸이 따뜻해지는 느낌을 받는 것과 비슷한 것이다. 고려삼은 몸에 열을 올리고 서양삼은 열을 내리는 작용을 함으로 고려삼은 추운 겨울에 복용해야 한다는 홍콩지역 서양삼 수

입업자의 잘못된 홍보가 널리 퍼진 탓에 동남아를 비롯한 더운 지역 사람들 사이에서도 인삼이 맞지 않다는 잘못된 인식이 뿌리 잡고 있기 때문이다. 이러한 이유로 중화권에서는 인삼에 대한 잘못된 인식이 존재한다. 서양삼은 열을 내리고 고려인삼은 열을 올리므로 더운 지역에 사는 사람의 경우 서양삼을 먹는 것이 좋다는 이야기이다. 그러나 중국의 의학서인 〈신농본초경〉이나 〈본초강목〉에서는 인삼의 성질을 뜻하는 기미(氣味)에 대하여 미한(微寒, 즉 약간 차가움)이라고 기록하고 있으며, 도홍경의 〈명의별록〉에서는 미온(微溫), 약간 따뜻함)이라고 기록되어 있을 뿐이다.

최근 고려인삼이 열을 올리는 승열작용(昇熱作用, 중국에서는 上火로 표현)이 전혀 사실무근임이 과학적 연구결과에 의해서 밝혀지고 있다. 서울대 약대 한용남 교수팀이 2001년부터 2008년까지 연구한 결과에 의하면, 고려인삼 2.25g, 4.5g, 9.0g을 섭취한 후 1시간 후부터 30분 간격으로 6시간 동안 혈류속도, 혈류량, 혈압, 맥박, 체온 등을 측정한 결과 혈류량과 혈류속도는 증가하는 경향을 보인 후 6시간 가까이 지나자 모든 실험군에서 혈류속도와 혈류량이 떨어지는 경향을 보였으며, 맥박과 체온, 혈압에는 영향을 미치지 않았다. 실제로, 농촌진흥청은 우리나라는 물론 중국과 동남아 지역을 중심으로 '고려인삼이 열을 올린다'는 잘못된 오해를 해소하기 위해 3년간 한국 · 중국 국제공동연구한 결과, 고려삼이 열을 올리는 부작용은 전혀 근거가 없다는 사실을 밝힌 바 있다. 또한 고려인삼과 서양삼을 식후 30분 마다 10일간 복용시키고 체온조절 작용을 중심으로 비교했더니 두군 모두 정상범위에서 체온의 변화가 나타났다. 이는 고려삼이 체온을 상승시킨 다는 오해가 사실이 아님을 입증한 것이다. 또한 한국인과 중국인에게 고려삼과 서양삼을 복용시키고 복용

전후의 체온변화를 측정한 결과 역시 고려삼과 서양삼의 모두에서 체온변화에 차이가 없었다[김성훈 등 1995, 서정철 등 2003]. 최근 Zhang 등은 중국인 180명을 대상으로 한 임상시험(이중맹검-위약대조군; randomized, double-blind, placebo-controlled)에서도 유의한 변화가 없었다. 즉, 위약군(60명), 홍삼분말군(정관장홍삼분말) 1.8g/일(60명) 및 3.6g/일(60명)을 매일 4주간 복용 시킨 후 중국인들이 일반적으로 열감이라고 말하는 상화(上火, 중국에서는 상화라고 말하며 국내에서는 승열(昇熱)이라고 부름)[49] 현상을 조사한 결과 유의적이지 않았고 오히려 홍삼복용시 피로가 회복되었다는 연구결과를 보고한 바 있다[Zhang L et al 2019]. 이는 고려인삼이 정상체온을 상승시킨다는 항간의 추측이 사실이 아님을 증명하는 결과라 하겠다. 중화권 일부에서 잘못 알려진 상화(上火, 승열작용)에 대한 잘못된 사실을 바로잡기 위해서는 객관적 실험결과를 바탕으로 지속적인 홍보가 가장 좋은 방법으로 생각된다.

수삼을 약탕기에 넣어 달이는 방법

인삼산업법에서는 홍삼을 '홍삼이란 수삼을 증기 또는 기타 방법으로 쪄서 익혀 말린 것이다'라고 정의하고 있다[인삼산업법 2019]. 이는 홍삼이 수삼을 찌고 익히고 건조하는 과정을 통해 갈변화가 되고 성분 및 효능이 극대화되기 때문이다. 그러나 약탕기에서는 기존의 홍삼제조방법과 달리 증숙과 건조과정이 없으므로 유효성분의 극대화가 적다는 차이가 있다. 다만, 수삼을 약탕기에서 달이더라도 홍삼의 유효성분은 일정량 생성될 수 있다.

49 상화(上火): fire heat syndrome, 섭취후 열이 오르는 느낌

홍삼을 많이 먹으면 의존성 유무

홍삼에는 의존성을 나타내는 성분이 없으며 중독성이 있는 성분이 함유되어 있지 않으므로 장기간 섭취해도 무방하다. 오히려 몰핀 등 약물중독을 해독하는 작용이 크다고 알려져 있다[Kim HS & Oh SK 1985]. 일반 건강용으로는 하루에 홍삼의 적정량을 3~6g 정도로 추천하지만, 몸이 허약해져서 빠른 시간 안에 약효를 보고 싶을 때는 이보다 5배~10배까지 많은 양도 허용되고 있다(독삼탕 및 복합처방).

인삼 고를 때 몸통의 크기

인삼을 고를 때 부피가 크고 통통한 것을 좋은 인삼으로 생각하는 사람들이 많은데, 이런 인삼은 무게는 많이 나가지만 품질과는 별개다. 인삼의 약효가 크기에 비례하는 것은 아니기 때문이다. 인삼은 년근에 비해 크기가 너무 큰 것은 오히려 속이 무를 수 있기 때문에 연근에 맞는 적절한 크기가 가장 좋은 것이다. 또 예로부터 사람의 형태를 닮은 것을 최고등급으로 쳤는데, 이것은 머리, 몸통, 다리가 사람처럼 달려있고 각 부위별로 균형잡힌 형태를 갖추었기 때문이다. 이럴 경우 최적성분의 유효성을 나타내는 동체와 미삼이 적절한 섭취비율로 구성되어 있다.

꿀이나 설탕의 첨가 섭취유무

홍삼에 꿀이나 설탕을 첨가한다고 해서 체내 흡수력이 떨어지기나 영양소가 파괴되는 것은 아니다. 홍삼 섭취 중 특별히 금기하는 식품도 없다. 쓴맛으로 싫어하는 아이들에게는 음료나 유제품 등에 타서 마시게 하는 것도 좋은 방법이다.

홍삼은 철제류와 만나면 영양소 상실

홍삼의 유효성분 중 하나인 페놀성 성분은 철(Fe)를 만나면 산화되기 때문에 달이거나 조리 시에 무쇠솥을 쓰는 것은 좋지 않다. 현대에는 알루미늄이나 스테인레스 등 녹이 슬지 않는 금속이나 유리, 사기그릇 등이 많으므로 아무 문제없이 사용할 수 있다.

홍삼사포닌의 열에 대한 저항성

홍삼의 사포닌은 열에 매우 강하다. 우리가 일상적으로 열을 가하여 요리 할 경우의 온도 및 시간에서는 비타민처럼 쉽게 손실되지 않는다. 홍삼사포닌은 수삼을 찌고 건조시켜서 홍삼으로 만드는 과정 중에 수삼에 본래 있던 사포닌과 수삼에는 없던 새로운 사포닌까지 추가로 생겨난다.

뇌두 제거유무

한방에서는 인삼을 강장제로 사용할 경우 효능을 억제한다고 하여 뇌두를 제거하는 것이 관례이다. 수삼의 경우에는 뇌두를 제거하고 섭취하는 편이 좋다. 그러나 홍삼의 뇌두는 증숙을 통한 수치과정을 통해 약성이 온화해져서 오히려 보약제로 사용되며 설사를 방지하는 효과도 있다. 또한 뇌두에는 해독 및 항염작용이 있다고 알려진 진세노사이드 Ro 성분이 다량 함유되어 있으므로 홍삼을 달여서 섭취할 때에는 뇌두를 제거할 필요는 없다.

참고문헌

✤ 참고문헌 ✤

- 고려인삼의 이해(2008). 고려인삼학회. 한림원, pp. 9-40.
- 고려인삼(高麗人蔘)(1993). 한국인삼연초연구원. 천일인쇄소, pp. 2-100.
- 고성룡(1994). Panax(인삼속) 식물의 화학성분과 생리활성. 전북대학교 대학원. 박사학위논문. pp. 52-56.
- 곽이성(2019). 고려인삼의 유래 및 효능의 서지학적 고찰. 인삼문화 1: 43-56.
- 건강기능식품공전(2012). 식품의약품안전청(KFDA), pp. 50-53.
- 건강기능식품공전(2021). 식품의약품안전처 고시 제2021-25호(2021.03.25.개정)
- 건강기능식품 행정예고/시행(2020). 식품의약품안전처(KFDA), (2020.4.28.)
- 김두종(1982). 동양의학의 세계. 한국방송사업단
- 김두종(1966). 한국의학사. 탐구당
- 김성훈, 이상룡, 도재호, 이성계, 이광승(1995). 고려홍삼과 서양삼이 사람의 체온, 맥박수, 임상증상 및 혈액학적 변화에 미치는 영향. 고려인삼학회지 19: 1-16.
- 남기열(2002). 고려인삼의 주요효능과 그 임상적 응용, 고려인삼학회지 26(3): 111-131.
- 남기열, 박종대(2000). 인삼의 한의학적 및 현대임상적 측면에서의 복용량 검토. J Ginseng Res 24: 99-105.
- 농촌진흥청(2011). 고려인삼 새로운도전. RDAInterbang 27호 (2011.7.27.)

- 디지털타임즈(2010). 한의학의 상징 인삼 (2010.4.2.)
- 매일경제(2019). 습관처럼 약먹고 검사 건강해치는 건강강박증. (2019.2.27.)
- 삼정요람(1908). Bulletin of ginseng policy, Ministry of Strategy and Finance, The Greater Korean Empire
- 서정철 외(2003). 한국인과 중국인에서 고려삼과 화기삼 체표면온도에 대한 이중맹검무작위 배정임상시험. 대한본초학회지 18(2): 71-86.
- 선킴(2021) 썬킴의 거침없는 세계사, 지식의 숲
- 생활속의 고려인삼(2010). 高麗人蔘學會, 그리고책.
- 손현주, 노길봉, 백남인, 이성계(1994). 한국인삼과 중국삼의 차별화연구. 1994년 기본연구보고서, 한국인삼연초연구원, pp. 434-437.
- 식품공전(2016). 한국식품산업협회, pp. 117-118.
- 식품의약품안전처(2021). 건강기능식품정책과, e-나라지표조회, www.index.go.kr
- 옥순종(2017). 은밀하고 위대한 인삼이야기. 이가서.
- 옥순종(2009). 고려인삼의 역사. 식품문화 한맛한얼 2(3): 59-62.
- 육창수 · 김성만(1981). 한약의 약리성분임상응용. 계측문화사.
- 이광수(1985). 인삼의 안전성연구, 인삼연구보고서(제품분야 공동연구), 한국인삼연초연구소, pp. 29-43.
- 이상인 · 안덕균(1993). 漢藥臨床應用編譯. 傳統醫學硏究所, 成轉社, pp. 303.
- 이상인(1975). 本草學, 醫藥社.
- 이종화(1987). 외국의 인삼재배. 월간 한국인삼(1월호), pp. 20-26.
- 인삼산업법(2019). 농림축산식품부(2019). www.mifaff.go.kr
- 임태치 · 정태현(1936). 조선산야생약용식물, 임업시험장.
- 용군호(1984) 인삼의 부위별 안전성연구, 인삼연구보고서(제품분야

공동연구), 한국인삼연초연구소, pp. 5-27.
- 장일무(2018). 한국인삼산업시. 서울, 정관장문고, pp. 39-296.
- 장진규,정찬문(2014). 한국인삼가공. 청주, 중부출판사. pp. 14-75.
- 최재호 · 오덕환(2009). 백삼 및 홍삼추출물의 사상체질별 면역세포 활성 효과. J Ginseng Res 33: 33-39.
- 최신고려인삼: 성분효능편(1996). 한국인삼연초연구원(KT&GRI). 대전, 천일인쇄사, pp. 3-7.
- 한국인삼사(韓國人蔘史)(2002). 한국인삼사편판위원회. 韓國人蔘弘報社, pp. 30-549.
- 한국홍삼인삼과학기술해설서(2014). 자원 및 재배편. KGC인삼공사 R&D본부. 서울, 디자인퓨쳐 출판사.
- 한국홍삼인삼과학기술해설서(2016). 성분편, KGC인삼공사 R&D본부. 서울, 디자인퓨처 출판사.
- 한병훈(2001). 인삼의 활성성분 및 기타연구. J Ginseng Res 25(1): 26-30.
- 홍진임(2015). 음선정요의 편제와 내용에 관한 연구. 대한한의학원전학회 28(3): 45-65.
- 小橋恭一, 金岡又雄, 赤尾光昭(1994) 藥用人蔘 '95(熊谷 朗 編), 共立出版社, 東京: 214-221.
- 田中 治(1985). 人參의 化學成分. 藥用人參 '85(熊谷 朗, 大浦彦吉, 奥田拓道 编), 共立出版社(日本 東京): 2-32.
- 田村 泰, 平井 愛山, 寺野 隆(1994) 動脈硬化, 血栓症の抑制にきに向けての 用人蔘の 作用の研究 熊谷 朗 編, 藥用人蔘 '95. 共立出版社, 東京: 31-43.
- 川島祐次(1993). 朝鮮人參秘史, (株)八坂書房, 東京, pp. 53-152.
- 寒川 慶一(1991). 韓方方劑 & 紅蔘粉末 併用處方例. The Ginseng Review 11: 42-46.

- 鈴木 眞海 譯(1979). 本草綱目 第1冊 春陽堂書店, 214-248.
- 谿 忠人(1988). 紅蔘粉末 現代醫療. The Ginseng Review 6: 3-10.
- 裵秉哲(1993). 漢藥臨床應用(李尙仁 等 編譯) 傳統醫學硏究所, 成輔社, 249-370.
- Abe H(1991). Clinic application of red ginseng. The Ginseng Review 11: 39-41.
- Arif Ullah H.M et al(2021) Red ginseng oil attenuates oxidative stress and protection against UV photo toxicity. Oxidative Medine and Cellular Longevity, Article ID 5538470, 10 pages.
- Alisha Wehdnesday Bernardo Reys, Huynh Tan Hop, Lauren Togonon arayan, Tran Xuan Ngoc Huy, Soo Jong Park, Kwang Dong Kim, WonGi Min, Hu Jang Lee, Man Hee Rhee, Yi-Seong Kwak, Suk Kim(2017) The host immune enhancing agent Korean red ginseng oil successfully attenuates Bruella abortus infection in a murine model. Journal of Ethnopharmacology 23(198): 5-14.
- Ando T, Muraoka T, Okuda H and Yamasaki N(1979) Preparation of insulin-like peptides from Panax ginseng. Proc. Symp. Wakan-Yaku 12: 15-19.
- Bak MJ, Jun M, Jeong WS(2012) Antioxidant and hepatoprotective effects of the red ginseng essential oil in H2O2 treated HepG2 cell and CCl4 treated mice. International Jouranl of Molecular Science. 13(2): 2314-2330.
- Bak MJ, Hong SG, Lee JW, Jeong WS(2012). Red ginseng marc oil inhibits iNOS and COX-2 via NFkB and p38 pathways in LPS-stimulated RAW 264.7 macrophages. Molecules 17: 13769-13786.
- Beyfuss R(1999). Economics and marketing of ginseng. Agroforestry

Notes Forest Farming 4. 15: 14.

- Brekhman II and Dardynov IV(1969). Annu Rev Pharmacol 9: 419.
- Bucci LR(2000). Weider Nutrition International. AmJ Clin Nutr 72(suppl), 624-636.
- Byeon SE, Lee J, Kim JH, Yang WS, Kwak YS, Kim SY, Choung ES, Rhee MH, Cho JY(2012). Molecular mechanism of macrophage activation by red ginseng acidic polysaccharide from Korean red ginseng. Mediators of Inflammation. Vol 2012, ID 732860, 7 pages. doi: 10.1155/2012/732860.
- Carabin IG(2000). International J of Toxicology 19: 293-301.
- Chan PC, Peckham JC, Malarkey DE, Kissling GE, Travlos GS, Fu PP(2011). Two-year toxicity and carcinogenicity studies of Panax ginseng in Fischer 344 rats and B6C3F1 mice. Am J Chin Med 39: 779-788.
- Chin RKH(1991). Dept. of Obstetrics and Gynaecology, Caritas Medical Centre, Hong Kong. Asia Oceanica J. Obstet. Gynecol 17: 379-380.
- Choi KJ, Lee KS, Park JD(1988) Quality stability and antioxidant activity of red ginseng stored for long periods. Proc. 5th Int'l. Ginseng Symp, Korea Ginseng & tobacco Research Institute, Korea, pp. 99-107.
- Complication committee of the Korea ginseng history(2002). Korea ginseng history, pp. 300-401.
- Christensen LP(2008). Ginsenoside: Chemistry, biosynthesis, analysis and potentioal health effects. Advances in Food and Nutrition Research 55: 1-99.
- Fujimoto K(1989). Psychopharmacology 99: 257-260.

- Fujimoto Y, Satoh M(1987). Acetylenes from the callus of Panax ginseng. Phytochemistry 26: 2850-2852.
- Fukagawa K, Sakata T(1996). The Ginseng Review 21, Japan-Korea Ginseng Corp. pp. 12.
- Ginseng Statistics Source Book(2019). 2018 Ministry for Food, Agruculture, Forestry and Fisheries. (2019.5)
- Han BH, Park MH, Han YN(1985). Kor Biochem J 18: 337-340.
- Han JY, Kwon YS, Yang DC, Jung YR, Choi YE(2006). Expression and RNA interference-induced silencing of the dammarendiol synthase gene in Panax ginseng. Plant Cell Physiol 47: 1653-1662.
- Hayashi E, Kiyonobu Ohashi et al.(1977) Teratological studies of Panabolide. 應用藥理 13(3): 429-447.
- Hikino H, Oshima Y, Suzuki Y, Konno C(1985). Isolation and hypoglycemic activity of Panaxan F, G and H, glycans of Panax ginseng roots. Shoyakugaku Zasshi 39: 331-333.
- Hirakura K, Morita M, Nakajima K, Ikeya Y, Mitsuhashi H(1991). Three acetylated polyacetylenes from the roots of Panax ginsengs. Phytochemistry 30: 4053-4055.
- Hirokawa K(1998). Tokyo Metropolitan Institute Of Gentology. Proc 7th Int'l symp on Ginseng. pp. 281-288.
- Hong SK(1984) Studies on the safety of Korean ginseng ingested as food substance. Proc. 4th Int'l Ginseng Symp. Korea Ginseng & Tobacco Research Institute: 199-213.
- Hou JH, Shin H, Jang KH, Park CK, Koo B, Shin H, Yuk SH, Lee KY(2019). Anti-acne properties of hydrophobic fraction of red ginseng(Panax ginseng C.A.Meyer) and its active components. Phytotherapy Research. 33: 584-590.

- Huang KC(1993). The pharmacology of Chinese herbs. CRC Press, Inc, N.W.,Boca Raton, pp. 11–23.
- In G, Ahn NG, Bae BS, Lee MW, Park HW, Jang KH, Cho BG, Han CK, Park CK, Kwak YS(2017). In situ analysis of chemical components induced by steaming between fresh ginseng, steamed ginseng and red ginseng. J Ginseng Res 41: 361–369.
- Jiaoa L, Zhanga X, Wanga m, Li B, Liua Z, Liu S(2014) Chemical an antihyperglycemic activity changes of ginseng pectin induced by heat processing. Carbohydrate Pol;ymers 114: 567–573.
- Jin EY(2000). Institute of Clinical Medicine, China–Japan Friendship Hospital(China), Annual Report of KGTRI.
- Katano M, Yamamoto H, Matsunage H(1988). Tumor growth inhition substance isolated from Panax ginseng. Proc 5th Internation Ginseng Sym. Korea Ginseng & Tobacco Research Institute. Korea, pp. 33–38.
- Kennedy DO, Scholey AB, Wesnes KA(2001). Dose–dependent changes in cognitive performance and mood following acute administration of ginseng to healthy young volunteers. Nutr Neurosci 4(4): 295–310.
- Kim HS and Oh SK(1985) Effect of Panax ginseng on the development of morphine induced tolerance and dependence. Yakhak Hoeji 29(1). 27–31.
- Kim JW, Han SW, Cho JY, Chung IJ, Kim JG, Lee KH, Park KU, Baek SK, Oh SC, Lee MA, Oh D, Shim B, Ahn JB, Shin D Lee JW, Kim YH(2020). Korean red ginseng for cancer–related fatigue in colorectotal cancer patients with chemotherapy: A randomised phase III trail. European Journal of Cancer 130: 51–62.

- Kim MW, Ko SR, Shoi KJ, Kim SC(1987). Distribution of saponin in various sections of Panax ginseng root and changes of its content according to root age. Korean J Ginseng Sci 11(1): 10-16.
- Kim YS, Kang KS, Kim SI(1990) Study on antitumor and immunomodulating activities of polysaccharide fractions from Panax ginseng: Comparison of effects of neutral and acidic polysaccharide fraction. Arch Pharm Res 13: 330- 335.
- Kim YS, Park KM, Shin HJ, Song KS, Nam KY, Park JD(2002). Anticancer activities of red ginseng acidic polysaccharide by activation of macrophages and natural killer cells. Yakhak Hoeji 46(2): 113-119.
- Kitagawa I, Yoshikawa M, Yoshihara M, Hayashi T, Taniyama T(1983). Chemical studies on crude drug procession. On the constituents of Ginseng Radix rubta(1). Yakugaku Zasshi 103: 612-622.
- Kitagawa I(1992) Chemical investigation of naturally ocurring drug materials. Elucidation of scientific basis for traditional medicines and exploitation of new naturally ocurring drugs. Yakugaku Zasshi 112(1): 1-4.
- Konno C, Sugiyama K, Kano M, Takahashi M, Hikino H(1984) Isolation and hypoglycemic activity of panaxans A, B, C, D and E, glycans of Panax ginseng roots. Planata Medica 50: 433-436.
- Ko SR, Choi KJ, Kim SC, Han KW(1995). Content and composition of saponin compounds of Panax species. Korean J Ginseng Sci 19(3): 254-259.
- Kubo M, Samugawa K, Tani T, Katuki T, Arichi S(1984). The Ginseng Review 2(1): 33-39.

- Kwak YS, Kim SK, Shin HJ, Song YB, Park JD(2003). Anticancer activities by combines treatment of red ginseng acidic polysaccharide(RGAP) and anticancer agents. J. Ginseng Res. 27(2): 7-51.
- Kwak YS, Baeg IH(2010). Review on the current research of red ginseng acidic polysaccharide for its immunostimulating acitivity. The Korean Ginseng Research and Industry 4(1): 20-35.
- Kwak YS, Kyung JS, Kim JS, Cho JY, Rhee MH(2010). Anti-hyperlipidemic effects of red ginseng acidic polysaccharide from Korean red ginseng. Biol Pharm Bull 33: 468-472.
- Kwak YS, Han MW, Bae BS, Ahn NG, Yu HY, Park CS, Baeg IH, Cho BG(2017). The changes of physicochemical characteristics and quality stability of Korean red ginseng (Panax ginseng C.A. Meyer) stored over 20 years. Kor J Pharmacogn 48(4): 329-338.
- Kwak YS, Kyung JS, Wee JJ(2019). Anti-obesity activity of red ginseng acidic polysaccharide from Korean red ginseng(Panax ginseng C.A.Meyer). Adv Complement Alt Med. ACAM.MS. ID.00058.4(2).
- Kwak YS, Jung MG, Jang KH, Han MW, Yu BI(2020). Antimicrobial effect of red ginseng against major food poisoning microorganisms including Staphylococcus aureus. J Fd Hyg Safety.
- Lee IP, Yun HC, Stammer N and Langenbech R(1984) Safety evaluation of Panax ginseng extracts: A Lack of Mutagenicity in the Salmonella typhimurium and Chinese hamster V79 cells. Proc. 4th Int'l Ginseng Symp, Korea Ginseng & Tobacco Research Institute : 75-82.
- Lee MH, Jeong JH, Seo JW, Shin CG, Kim YS, In JK, Yang DC,

Yi JS, Choi YE(2004). Enhanced triterpene and phytosterol biosynthesis in Panax ginseng overexpressing squalene synthase gene. Plant Cell Physiol 45: 976-984.

- Lee SM, Bae BS, Park HW, Ahn NG, Cho BG, Cho YL, Kwak YS(2015). Characterization of Korean red ginseng(Panax ginseng): history, preparation method and chemical compostion. J ginseng Res 39: 384-391.
- Lee ST, Chu K, Sim JY, Heo JH, Kim M(2008). Panax ginseng enhances cognitive performance in Alzheimer disease. Alzheimer Dis Assoc Disord 22(3): 222-226.
- Lee YS, Chung IS, Lee IR, Kim KH, Hong WS, Yun YS(1997). Activation of multiple effector pathways of immune system by the antineoplastic immunostimulator acidic polysaccharide ginsan isolated from Panax ginseng. Anticancer Res 17: 323.
- Matsunage H, Kanano M, Yamamoto H, Fujito H, Mori M, Takata K(1989). Studies on the panaxytriol of Panax ginseng C.A.Meyer: Isolation, determination and tumor activity. Chem Pharm Bull 37(5): 1279-1281.
- Marry H(1997). American ginseng and the idea on the commons.
- Okuda H, Lee SD, Matsumura Y, Zheng Y, Sekiya K, Takaku T, Kameda K, Hirose K, Ohtani K, Tanaka O, Sakata T(1990). Proceeding of International Symposium on Korean ginseng, pp. 15.
- Okuda H(1992) Inhibitory substances in Korea red ginseng toward toxohormone-L : A toxic substance secreted from tumor cells. The Ginseng Review 15: 34-37.
- Okuda H, Zheng YN, Takaku T(1994). Studies on Arg-Fru-Glc in Korean red ginseng. The Ginseng Review 18: 7-9.

- Ontario Ginseng Innovation & Research Consortium. Annual Report 2008-2011.
- Park H(1988). Shape and compound relationship in ginseng quality. Proc 5th Intl Ginseng Symp. pp. Korea Ginseng & Tobacco Research Institute. Korea. 133-138.
- Park JD, Kim MW, Yoo SJ, Wee JJ(1988). A thiazole and two β-carboline constitunets from Panax ginseng. Arch Pharm Res 11: 352-355.
- Park JD(1996). Recent studies on the chemical substituents of Korean ginseng. Korean J Ginseng Sci 20: 389-396.
- Park JD, Shin HJ, Kwak YS, Wee JJ, Song YB(2006). Partial chemical structure and immunomodulating antitumor activities of RGAP(red ginseng acidic polysaccharide) from Korean red ginseng. The 9th International Symposium on Ginseng. pp 390-409.
- Park KM, Kim YS, Jeong TC, Joe CO, Shin HJ, Lee YH, Nam KY, Park JD(2001). Nitric oxide is involved in the immunomodulating activities of acidic polysaccharide from Panax ginseng. Planta Medica. 67: 122-126.
- Polczinski LC(1982). Ginseng(Panax quinquefolius L) culture in Marathon County. Wisconsin: Historical and soils inventory. MS thesis. University of Wisconsin. Stevens Point.
- Poplawski J, Wrabel JT, Glinka T(1980). Panaxydol, a new polyaetylenic epoxide from Panax ginseng roots. Phytochemistry 19: 1539-1541.
- Proctor JTA and Bailey WG(1987). Ginseng: Industry, botany and culture. In:Janick J(ed). Hort Review 9. pp. 187-236.
- Qi LW, Wang CZ and Yuan CS(2011). Ginsenosides from American

ginseng: Chemical and pharmacological diversity. Phytochemistry 72: 689-699.

- Saba E, Kim SH, Lee YY(2020). Anti-melanogenic effects of Korean red ginseng oil in an ultraviolet B-induced hairless mose model, Molecules, 25(20): 4755.
- Sakada T(1995). Physiol Behav 57(2): 393-396.
- Saito H et al.(1980) Biological Evaluation of Panax ginseng callus(1). Syoyakugaku Zasshi, 34(3): 177-181.
- Seikwan Oh, Sergiy Oliynyk(2015). Actoprotectors; New class of Pharmacological Agentes, Aperio Publishing, Seoul.
- Shanghai Chung I, Hsueh Yuan Pien (1975). Chung Tsao Yo Hsue, Shang Wu Jen Shu Kuan.
- Shan SM, Luo JG, Huang F, Kong LY(2014) Chemical characteristics combined with bioactivity for comprehensive evaluation of Panax ginseng C.A.Meyer in different ages and seasons based on HPLC-PAD and chemometric methods. J Pharm Biomed Anal 89: 76-82.
- Shibata S, Fujita M, Itowa H, Tanaka O and Ishii T(1962) The structure of panaxadiol, a sapogenin of ginseng. Tetrahedron Lett. 10: 419-422
- Shibata S, Tanaka O, Nagai M, Ishii T(1963) Studies of the constituents of Japanese and Chinese crud drugs, XII. a sapogenin of ginseng root. Chem Pharm Bull. 11: 762-765
- Shibata S, Tanaka O, Soma K, Iita Y, Ando T, Nakamura H(1965) Studies on saponins and sapogenins of ginseng. The structure of panaxatriol. Tetrahedron Lett 3: 207-213.
- Shibata S et al(1966) Protopanaxadiol, a genuine sapogenin of ginseng

saponins. Chem Pharm Bull 14: 595-600.

- Shim SC, Koh HY, Han BH(1983). Polyacetylenes from Panax ginseng roots. Phytochemistry 22: 1817-1818.
- Shim JG, Park JW, Pyo JK, Kim MS, Chung MH(1990). Protective efects a ginseng component, maltol(2-methyl-3-hydroxy-r-pyrone) against tissue damages induced by oxygen radicals. Proc Intl Symp. Korea Ginseng and Tobacco Research Institute. Korea, pp. 13-17.
- Shin BK, Kwon SW, Park JH(2015). Chemical diversity of ginseng saponins from Panax ginseng. J Ginseng Res 76: 1~12.
- So SH, Lee JW, Kim YS, Hyun SH, Han CK(2018). Red ginseng monograph. J Ginseng Res 42: 549-561.
- Song SW, Kim HN, Shim JY, Yoo BY, Kim DH, Lee SH, Park JS, Kim MJ, Yoo JH, Cho BL, Kang HC, Kim KM, Kim SS, Kim KS(2018). Safety and tolerability of Korean red ginseng in healthy adults: a multicenter, double-blind, randomized, placebo-controlled trial. J Ginseng Res 42: 571-576.
- Takino Y, Tanizawa H, Watanabe I(1984) Acute toxicity of red ginseng in mice and rats. The Ginseng Review 2(1): 29-32.
- Takino Y(1994). Studies on pharmacodynamics of ginsenoside-Rg1,-Rb1 and -Rb2 in rats. Yakugaku Zasshi 114(8): 550-564.
- Tanaka O, Nagai M, Ohsawa T, Tanaka N and Shibata S(1967) Stereochemistry of protopanaxadiol. Tetrahedron Lett 5: 391-396.
- Tansakul P, Shibuya M, Kushiro T, Ebiuka Y(2006). Dammarenediol II synthase, the first dedicated enzyme for ginsenoside biosynthesis in Panax ginseng. FEBS Lett. 580: 5143-5149.
- Tomoda M, Shimada K, Konno C, Sugiyama K, Hikino H(1984).

Partial structure of panaxan A, a hypoglycemic glycan of Panax ginseng roots. Planta Medica 50: 436-438.

- Tomoda M, Shimada K, Konno C, Hikino H(1985). Structure of panaxan B, a hypoglycemic glycan of Panax ginseng roots. Phytochemistry 24: 2431-2433.
- U.S. FOOD & DRUG ADMINISTRATION, NDI(New Dietary Ingredient) Certification, 2020. May 28
- Wang LCH(2000). Dept of Biological science. university of Albert(Canada). Planta Medica 66: 144-147.
- Wang Y, Choi HK, Brinckmann JA, Jiang X, Huang L(2015) Chemical analysis of Panax quinquefolius(North American ginseng): a review. J Chromatography 1426: 1-15.
- Wu Chun(AD 250). Shen Nu Pen Tsao King.
- WHO(World Health Organization)(1999). Monographs on Selected Medicinal Plant 1: 168-182.
- Yamamoto M(1990). The Ginsng Review 9: 15-20.
- Yonezawa M et al(1984). Restoration of radiation injury by ginseng extract. Proc 4th Intl Ginseng Symp. Korea Ginseng & Tobacco Research Institute. Korea, pp. 133-140.
- Yoshimatsu H(1993). Physiology & Behavior 53: 1-4.
- Yoo DG, Kim MC, Park MK, Park KM, Quan FS, Song JM, Wee JJ, Wang BZ, Cho YK, Compans RW, Kang SM(2012). Protective effect of ginseng polysaccharide on influenza viral infection. PLOSone. March, volume 7, Issue 3, e33678.
- Yun SH, Lee BH, Kion YD and Joo CN(1993) Cellular distribution and metabolism of ginsenosides in rat liver. Korean J. Ginseng Sci. 17(2): 144-122.

- Zhang H, Lu Z, Tan GT, Qiu S, Farnsworth NR, Pezzuto JM, Fong HHS(2002). Polyacetyleneginsenoside-Ro, a novel triterpene saponin from Panax ginseng. Tetrahedron Letters 43: 973-977.
- Zhang L, Chen X, Cheng Y, Chen Q, Tan H, Son D, Chang D, Bian Z, Fang H, Xu H(2019). Safety and antifatigue effect of Korean red ginseng: a randomized, double-blind and placebo- controlled clinical trial. J Ginseng Research. 43: 676-683.
- Zhang YC, LiG, Jiang C, Yang B, Yang HJ, Xu HY, Huang LQ(2014) Tissue speciic distribution of ginsenosides in different aged ginseng and antioxidant activity of ginseng leaf. Molecules 19: 1781-1799.

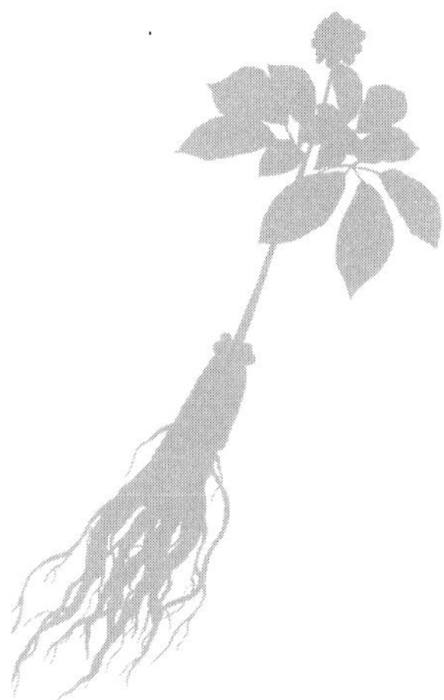

색인(INDEX)

색인(INDEX)

ㄱ

ㄴ

ㄷ

ㄹ

ㅁ

ㅂ

ㅅ

ㅇ

ㅈ

ㅊ

ㅋ

ㅌ

ㅍ

ㅎ

Panax속 식물의 명칭

학명	권장표현	비권장 표현
Panax ginseng	인삼, 고려삼, ginseng, Korean ginseng	아시아삼, 아시아인삼
Panax notoginseng	전칠, 전칠삼, 삼칠, 삼칠삼, 중국삼	전칠인삼, 삼칠인삼, 중국인삼
Panax quinquefolius	화기삼, 미국삼	화기인삼, 미국인삼, 인삼
Panax vietnamensis	베트남삼	베트남인삼
Panax japonicus	일본삼, 죽절삼	일본인삼, 죽절인삼

출처: 고려인삼학회(인삼문화 창간호) 2019

홍삼의 화학성분과 약식동원

인　　쇄 2022년 1월 20일
발　　행 2022년 1월 28일
저　　자 곽이성
발 행 인 (사)고려인삼학회
발 행 처 한림원(주)
주　　소 서울시 중구 퇴계로 51길 20 1202호(오장동, 넥서스타워)
선　　화 02-2273-4201
편집·인쇄 한림원(주) http://www.hanrimwon.com

ISBN 978-89-5708-334-5 (93400)

* 본 서적은 고려인삼학회의 지원에 의해 출판되었으며 이에 감사드립니다.
* 본 서적에서 발생한 수익금은 백혈병환우들에게 기부하겠습니다.